大国医经典医案赏析系列（第二辑）

汪石山经典医案赏析

总主编　吴少祯　李家庚

主　编　李家庚　陶春晖

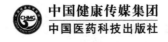

中国健康传媒集团

中国医药科技出版社

内 容 提 要

汪石山（1463～1540年），名机，字省之，号石山居士，安徽祁门人，明代著名医学大家。

本书对《石山医案》三卷进行重新分类归整，列内科、外科、妇科、儿科及五官科五大类；将《石山先生传》中所列医案单列出来。赏析部分言简意赅，条理清晰，阐释辨治思路，概括其临证经验，总结其学术思想。全书可读性强，能启迪后学，为当今中医临床提供参考和借鉴。

图书在版编目（CIP）数据

汪石山经典医案赏析 / 李家庚，陶春晖主编. —北京：中国医药科技出版社，2019.7

（大国医经典医案赏析系列. 第二辑）

ISBN 978-7-5214-1097-6

Ⅰ. ①汪…　Ⅱ. ①李… ②陶…　Ⅲ. ①医案-汇编-中国-现代　Ⅳ. ①R249.6

中国版本图书馆 CIP 数据核字（2019）第 068231 号

美术编辑　陈君杞
版式设计　易维鑫

出版　**中国健康传媒集团**｜中国医药科技出版社
地址　北京市海淀区文慧园北路甲 22 号
邮编　100082
电话　发行：010-62227427　邮购：010-62236938
网址　www.cmstp.com
规格　710×1000mm　¹⁄₁₆
印张　15½
字数　217 千字
版次　2019 年 7 月第 1 版
印次　2019 年 7 月第 1 次印刷
印刷　三河市万龙印装有限公司
经销　全国各地新华书店
书号　ISBN 978-7-5214-1097-6
定价　**38.00 元**

获取新书信息、投稿、为图书纠错，请扫码联系我们。

版权所有　盗版必究
举报电话：010-62228771
本社图书如存在印装质量问题请与本社联系调换

《大国医经典医案赏析系列（第二辑）》
编 委 会

总主编　吴少祯　李家庚

编　委　（按姓氏笔画排序）

于　雷　王　敏　刘　林　刘松林

李云海　李禾薇　李成年　李超霞

杨云松　吴晓川　何丽清　陈　雨

张志峰　张芳芳　张智华　范志霞

岳滢滢　金芬芳　陶春晖　常　地

蒋跃文　储开博　曾江琴　谢静文

樊　讯

秘　书　陶春晖（兼）

《汪石山经典医案赏析》
编 委 会

主　编　李家庚　陶春晖

副主编　宋　杰　陈秭林　段　晓　董军立

编　委　（按姓氏笔画排序）

古华勋　许乐思　李　尤　李家庚

连　松　肖珍妮　宋　杰　陈　雨

陈　嘉　陈秭林　岳滢滢　周　芳

周世伟　周姝含　段　晓　陶春晖

董军立　蒋跃文　谭张奎　樊　讯

编者的话

汪石山（1463~1540 年），名机，字省之，号石山居士，安徽祁门人，明代著名医学大家。为了更好地发掘、传承祖国医学宝贵遗产，探究汪石山诊治疾病的思路与经验，为广大中医工作者临床辨治疾病提供有益参考和借鉴，特编写《汪石山经典医案赏析》一书。本书所选医案来自《石山医案》。

《石山医案》三卷及附录，所录医案和其他资料由亲传弟子周臣、许忠收集，经亲传弟子陈桷编校刊印而成，约成书于嘉靖辛卯年（公元 1531 年）。本书上、中二卷所录医案多为汪石山本人医案，下卷既有少量汪氏本人医案，还参有汪氏读书和临证见闻的随笔记录，附录当中亦记载不少汪石山本人病案。在其诊治的病种中，涉及到内科、外科、妇科、儿科及五官科，病种数量不下 40 余种，尤以外感和内伤杂病为最。病案详述患者姓氏、居里、病因、误治经过、病证及治则方药，辨证明晰，治法明确，并载有服药方法和用药禁忌等。该书足以反映汪石山在临床诊疗技术方面的经验和特色，体现其培元固本的学术思想和善用参芪的用药特点。在汪石山亲诊医案中，大多数为经过他人诊治未愈或误治之后，再经其复诊的案例。正如其弟子在《病用参芪说》中曰："以其病已遍试诸医，历尝诸药，非发散之过，则降泄之多，非伤于刚燥，则损于柔润，胃气之存也几希矣。而先生后至，不得不用参芪以救其胃气。"病案之后亦多加按语，长短不等，多数仅寥寥数句，言简意赅地解释病因病机和用药原则，与病案相得益彰，可加深对原案的认识，读案时不可忽略。

《石山医案》后世流传较广，刊本众多，在明清两代都有刊行。计有《汪石山医书七种》本，《石山医案八种》本，崇祯六年汪惟校刻本，石竹山房石印本，《四库全书》本，清宣统元年刻本，1993 年安徽科技出版社《新安医籍丛刊》排印本，还有 1696 年日本大坂涩川清右卫门刻本和安徽中医学院馆藏抄本，安徽中医学院馆藏抄本乃高氏全书《石山医案》之校本等。本书以明崇祯癸酉年刻本为底本（简称明本），以石竹山房石印本为主校本（简称民本），以《汪石山医学全书》（简称全书本）为参校本，进行校注及赏析。

为便于评述及读者检阅，对原书病案三卷进行重新分类归整，列内科、外科、妇科、儿科及五官科五大类，并将每则医案编以序号，冠以小标题；对于《石山居士传》中所列医案单列出来，每则医案编以序号，冠以小标题，附在原书医案后；对医案中较难的字词和文字有分歧处，在案后列【注释】进行注解或说明；

【赏析】部分，力求言简意赅，条理清晰，阐释辨治思路，概括其临证经验，总结其学术思想；【评注】是对汪石山读书和临证见闻的随笔记录做出解释和说明。由于编者水平有限，不当之处在所难免，恳请广大读者批评指正。

编　者

2018 年 12 月

目　录

内　科

外 科

妇 科

儿 科

五官科

《石山居士传》医案

附　录

内科

一、疫

案　肾虚外感疫兼两感案

一人年弱冠[①]时，房劳后忽洒洒恶寒，自汗发热，头背胃脘皆痛，唇赤、舌强、呕吐，眼胞青色。医投补中益气，午后谵语，恶热，小便长。初日脉皆细弱而数，次日脉则浮弦而数，医以手按脐下痛。议欲下之，遣书来问。

予曰：疫也。疫兼两感，内伤重，外感轻耳。脐下痛者，肾水亏也。若用利药，是杀之也。古人云疫有补、有降、有散。兹宜合补降二法以治。用清暑益气汤，除苍术、泽泻、五味，加生地、黄芩、石膏，服十余帖而安。

【注释】

①冠：原本脱落，兹据全书本补。

【赏析】

汪石山在《医学原理·瘟疫门》中云："瘟疫之病，乃天地不时之疫气，其形质虚弱之人感而受之，状若伤寒……"本案患者年方二十，房劳之后出现恶寒发热、自汗、头背痛，状似伤寒；又见胃脘痛，呕吐，唇赤舌强，眼胞青色等症，脉见细弱而数，又见内伤。前医取方补中益气汤，是辨为内伤所致，正如李东垣在《内外伤辨惑论·饮食劳倦论》所云："故脾胃之证，始得之则气高而喘，身热而烦，其脉洪大而头痛，或渴不止，皮肤不任风寒而生寒热。"初日脉皆细弱而数，服药后脉则浮弦而数，午后谵语，恶热，小便长，医又以手按患者见脐下痛，以为实邪结聚而欲攻下。攻下者，谬也，实犯虚虚实实之诫。幸得汪石山亡羊补牢，言此病为"疫兼两感"，脐下痛者，并非实邪结聚，而是肾水亏也。患者房劳后，精气大泄，毛窍大开，复感时疫。然"内伤重，外感轻"，据古人治疫三法"补、散、降"，石山先生采用补降二法合治之，以东垣清暑益气汤（组成为黄芪、苍术、升麻、人参、泽泻、神曲、橘皮、白术、麦门冬、当归身、炙甘草、青皮、黄柏、葛根、五味子，功能益气除湿祛暑）化裁，去苍术、泽泻、五味子燥湿渗湿收敛，加生地、黄芩、石膏清热滋阴，共奏益气升阳，清热养阴之功。病证相合，故药到而病除。

二、疟

案1 心脾两虚疟病案

邑人汪大尹，年七十。形色苍白，劳倦病疟。疟止，胸膈痞闷，心恶痰多，不思饮食，懒倦，口苦头痛，夜梦纷纭，两腿时痒。予为诊之，脉皆浮濡无力，且过于缓。

医书云，脉缓无力者，气虚也。又云，劳则气耗。又云，劳倦伤脾。脾伤不能运化精微以养心，故心神为之不安，宜仿归脾汤例治之。人参二钱，麦门冬、白术各一钱，归身、酸枣仁、茯神各八分，黄芩、陈皮各六分，枳实、甘草各五分，川芎七分，煎服二帖，夜卧颇安。但药后觉嘈，食则吞酸口淡。减去枳实，加山楂七分，吴茱萸二分服之，仍用参、术、归、芎、山栀、山楂，丸服而愈。

【赏析】

患者年老体弱，劳倦病疟。疟虽后止，却见胸膈痞闷，心恶痰多，不思饮食，懒倦，口苦头痛，夜梦纷纭，两腿时痒，脉浮濡无力而缓。汪石山断为劳倦伤脾，子病及母，心脾两虚。脾虚不运，水湿内停而生痰，阻滞气机，清阳不升则胸膈痞闷，心恶痰多，不思饮食，头痛；脾为后天之本，气血生化之源，若脾运失司，气血生化乏源，则懒倦，心失所养则夜梦纷纭；口苦，两腿时痒为内有郁热。脉浮濡无力而缓，为脾虚之象。故仿归脾汤，治以补脾养心安神，方中人参、白术、麦冬、归身、酸枣仁、茯神健脾益气，养血安神；陈皮、枳实行气除满；川芎活血行气，使补而不滞；黄芩清热泻火；甘草调和诸药。服药二剂，诸症好转，夜卧颇安，然食则吞酸口淡，此脾虚失运，肝木乘脾故，少佐山楂化食积，行结气，吴茱萸温中理气，开郁化滞，如汪石山所云"凡治酸，必用吴茱萸者，乃顺其性而折之也"。后以参、术、归、芎、山栀、山楂益气养血，清热化滞，丸服而收功。

案2 脾虚湿热黄疸转疟病案

一人年逾四十，形瘦色紫淡，素劳伤脾。予令常服参苓白术散获安。住药一年，复劳饮冷酒不爽，是夜头又被湿，遂致身冷不安，早起面目俱黄。医用零筋草根酒煎服之，吐泻大作。又加姜煎，则心热膈壅，不进饮食，大便秘结，疟作，胸膈痞塞，粥饮不入，食此汤则嗳此气，呕逆吐涎，意向甚恶。予诊左脉浮濡无力，肝脉颇弦，右脉肺部濡①散，脾部浮微，二部脉皆似有似无，或呼吸相引，又觉应指。

曰：此脾虚之极也。初因劳热饮冷，头又被湿，内热因郁，故发为黄。若用搐药以泄上焦湿热，则黄自退。乃用草药酒煎，湿热虽行，而脾气存也几希。且勿治疟，当用补脾为急。用人参五钱，橘红一钱，时时煎汤呷之，令其旦暮②食粥，以回胃气。彼如所言，旬余乃愈。

【注释】

①濡：原本空缺一字，兹据全书本补入。

②旦暮：原本作"切莫"，理悖，兹据全书本改。

【赏析】

患者年逾四十，形瘦色紫淡，素体脾虚，石山嘱其常服参苓白术散而多年相安无事。停药一年，"初因劳热饮冷，头又被湿"，内外交攻，湿热内郁发为黄疸。前医用零筋草根酒煎服，湿热去，黄疸退，但吐泻大作。大吐泻之下，胃气安能幸存？又加姜煎，导致心热膈壅，不进饮食，大便秘结，疟亦发作。此时脾虚与疟俱在，然脾虚之极，故急则治其标，先里后表，先治脾虚。重用人参补气救脾，橘红行气除滞，并"时时煎汤呷之"，早晚食粥，以回胃气。调理旬余，胃气得复，诸症俱失，不治疟而疟自止。

案3 久疟急发病危案

一人年逾四十，不肥不瘦，形色苍白，秋季久疟，医用丹剂一九止之，呕吐不休，粒米不入，大便或泻，面赤，妄语，身热。予诊脉皆浮而欲绝。

仲景云阳病得阴脉者死。今面赤、身热、妄语，其症属阳；而脉微欲绝，则阴脉矣，此一危也。经曰得谷者昌，失谷者亡。今粒米不入，此二危也。又曰泄而热不去者死。今数泄泻，而面赤、身热不除，此三危也。以理论之，法在不治。古人云治而不愈者有也，未有不治而愈者也。令用人参五钱，白术二钱，御米一钱，橘红八分，煎服四帖，渐有生意。

【赏析】

久疟指发作日久不愈之疟疾。患者秋季发病，前医丹剂治标虽使疟止，然后果严重，汪石山将其症状概括为"三危"：一是阳病得阴脉；二是粒米不入；三是泄而热不去。病情危重，实属难治。据理多可不治，然石山高义，"至义之所当为，视弃百金为一羽耳"，"遐迩以疾来请者无虚日，居士随请随就"，勉为其难而治之。重用人参益气救阴；白术健脾益气，《长沙药解》谓其"补中燥湿，止渴生津，最益脾精，大养胃气，降浊阴而进饮食，善止呕吐，升清阳而消水谷，能医泄利"；御米即罂粟，收敛涩肠，可止呕止泻；橘红理气宽中，"辛能横行散结，苦能直行下降，为利气要药"（《药品化义》）。方用四剂，病趋好转。若要根除，尚需观察。

案 4　伤暑气虚疟病案

一人年近三十，形瘦淡紫，八月间病疟。予诊之，左脉颇和而驶，右脉弱而无力。令用清暑益气汤加减。服之觉胸膈痞闷，遂畏人参，更医作疟治。而疟或进或退，服截药[①]病稍增。延至十月，复邀予诊。脉皆浮小而濡带数，右则尤近不足。

曰：正气久虚，邪留不出，疟尚不止也。宜用十全大补汤减桂，加芩倍参，服之渐愈。

【注释】

①截药：即专方专治，能出奇制胜，使病速愈。据《串雅》所载，截药总治门 15 方，内治门 78 方，外治门 85 方，杂治门 5 方，可见截药的适应面较广。其

特点：一是组成简单，少则单味，一般在2～8味之间，如青囊丸为香附、乌药等；二是用药多有毒药猛药，如巴豆、乌头、马钱子等；三是多有矿物药，如雄黄、朱砂、轻粉等；四为多有虫类药，如蜈蚣、全蝎、斑蝥等。此处为截疟药。

【赏析】

《素问·生气通天论》云："夏伤于暑，秋必痎疟。"《素问·刺疟》又云："帝曰：论言夏伤于暑，秋必病疟，今疟不必应者何也？岐伯曰：此应四时者也。其病异形者，反四时也。其以秋病者寒甚，以冬病者寒不甚，以春病者恶风，以夏病者多汗。"汪石山进一步指出疟病"质厚之人，伤之浅者，感而即发，以为四时感冒之症"。患者疟发于八月，正当暑令，左脉驶为虚与热之征，右脉弱而无力，为正虚之象。故病机为伤暑兼有气虚，症见身热头痛，口渴自汗，四肢困倦，不思饮食，胸闷身重等，汪石山用东垣清暑益气汤清热益气，化湿生津。患者服药后胸膈痞闷，认为是人参补气壅塞之过，更换医生作疟治。结果病情时好时坏，用截疟药治疗反而病情有增。迁延至十月，仍然延请汪石山诊治，"脉皆浮小而濡带数，右则尤近不足"，一派正虚之象。正虚而邪恋，正气驱邪无力，疟疾长期不愈。故用《太平惠民和剂局方》十全大补汤（组成为人参、肉桂、川芎、地黄、茯苓、白术、炙甘草、黄芪、当归、白芍）去肉桂气血双补，倍用人参补气养血，加黄芩清热。服药之后，病渐好转趋愈。考前用清暑益气汤而见胸膈痞闷，恐为夏令湿盛困阻气机所致，病至十月，时当秋令燥气，湿邪渐退，遂纯用补益气血即可，此"天人相应"之理，亦合中医治病三因制宜之因时制宜。

案5 久疟伤脾案

一人年逾三十，形瘦色苍，八月间病疟。或用截药，或用符水①，延缠不愈，胸膈痞满，饮食少进，大肠痔血，小便短赤，疟发于夜，寒少热多，自汗。予诊左脉濡小而缓，右脉濡弱无力。

曰：此久疟伤脾也。用人参二钱，白术、归身、茯苓各一钱，芍药八分，黄芩七分，枳实五分，陈皮六分，甘草四分煎服。后因痔血未止，吞槐角丸而血愈多，仍服前方而血减矣。

【注释】

①符水：古人画符篆或烧符篆于水中，谓饮之可以疗病。画符的材料很多，如绢、锦、钱、石、竹、木、金、银等，但用的最多的是纸。《本草纲目卷三十八·服器部·纸》考证了纸的来源及药用价值，其中记载用竹纸，"包犬毛烧末，酒服，止疟。"

【赏析】

患者病疟以后，或用截疟药，或用符水治疗，实急功近利之举，未循正途。迁延不愈，直至病重，方求治于医。疟发于夜，寒少热多，自汗，乃正邪交争，出入表里之故；胸膈痞满，饮食少进，乃脾虚不运，气滞阻塞之故；大肠痔血，有湿热之因，亦有气虚之故；小便短赤为里热之征。左脉濡小而缓，右脉濡弱无力，为正虚有湿之象。汪石山断为"久疟伤脾"，故用四君子汤人参、白术、茯苓、甘草益气健脾燥湿；归身、芍药养血和营；枳实、陈皮行气除满；黄芩清热。全方共奏益气养血，健脾燥湿，清热行气之功。后因痔血未止，转投《太平惠民和剂局方》槐角丸（组成为槐角、地榆、黄芩、枳壳、当归、防风，功能清热疏风止血），却导致出血更多，当是气虚不摄血之故，改用前方而血渐减少。

案6　脾胃虚弱疟病案

一妇面色淡紫，年逾四十，九月病疟。夜发渴多汗，呕吐，粒食不进数日。予诊脉皆浮濡而缓，按之无力。

遂用人参五钱，橘红八分，甘草七分，白术一钱，煎服十余帖，疟止食进，渐有生意。但大便二十日不通。再诊，右脉浮小无力，左脉沉弱无力。前方加归身一钱，火麻仁钱半，如旧煎服，病除。

【赏析】

古言疟者，即寒热休作有时也，治多从少阳论之，多伴见头痛或汗出症。此案中，患者面色淡紫、口渴、多汗、脉弱，一派虚象，并伴见呕吐、数日不进食，四诊合参，提示病位在中焦脾胃，为脾胃虚弱之证。人之一身以胃气为本，胃气旺则五脏受荫，胃气伤则百病丛生，遂予益气健脾之四君子汤加减，加入辛苦温之橘红，橘红入脾胃、大肠经，取其宽中理气化滞之功，使人参、白术补而不滞，独去茯苓一味，因顾其脾弱，而茯苓淡渗下利碍清也。服药十余帖，患者病见好转，但仍有大便不通之症，盖因腑气不通，诊其双脉俱弱，是为虚证，不可峻下，又须快畅，遂加当归、麻仁润肠滋燥，缓通其便。

案7　气血两亏产后疟病案

一妇年逾三十，瘦长淡紫，六月产，八月疟。疟止胸膈痞闷，才劳气喘咳血，身热脚冷。予诊左脉濡弱，右脉肺部颇洪，关尺二部亦弱。

以生地黄、白芍、麦门冬、白术各一钱，阿胶、归身、牡丹皮各七分，人参八分，陈皮五分，煎服一帖，再令热服。泻止膈快，但盗汗而脚软[①]。前方加黄芪钱半，黄柏七分，依前煎服而安。

【注释】

①脚软：原本作"脚即软矣"，兹据全书本删改。

【赏析】

常言瘦人多虚火，肥人多痰湿。此案患者瘦长淡紫，产后虚弱，气血两伤，复加病疟，渐有虚劳之势，症见胸痞、气喘、咳血、身热、脚冷，疑为肺痨之象，左脉弱，右脉洪，关尺亦弱，证属上盛下虚，虚火灼肺，脾肾不足，方用胶艾汤合温经汤化裁。参、术益气健脾，培土生金，升清阳，降阴火，调理中焦；陈皮理气健脾；去胶艾汤辛散走窜温通之川芎、艾叶，养阴血，止咳血，合丹皮、麦冬养阴清火，滋肾水，益肺阴。患者服药后病缓，但增盗汗脚软，此为阴虚之象，故在前方基础上加益气固表之黄芪、清热除蒸之黄柏以消盗汗之症。

案8　劳倦伤脾，热盛伤气疟病案

一人年三十，形色苍白，因劳感热，九月尽病疟。头痛，口渴，呕吐，胸膈痞塞，不进饮食，自汗倦怠，热多寒少。医用截药，病增。过饮水，吐甚。予诊脉皆浮大而濡，颇弦。

曰：此劳倦伤脾，热伤气之疟也。令用人参三钱，黄芪钱半，白术、麦门冬各一钱，枳实五分，山楂七分，归身、黄柏、知母各七分，干姜、甘草各三分，煎服三帖病减。复劳病作，前方人参加作四钱，服之向安。

【赏析】

患者形苍色白，因劳感热，胸痞，不食，自汗倦怠，反热多寒少，此非邪实，而是正虚，所谓气虚发热也。治宜甘温除大热，当宗东垣益气升阳法，他医用截药攻伐利导，邪不退，正反弱，故病增。饮水吐甚，胃不受饮，其脉浮大而濡兼弦，乃劳倦伤脾，热盛伤气而作疟也。方用东垣清暑益气汤加减，参、芪、术、姜益气升阳，扶正健脾，当归和血，枳实理气，山楂助运消食，麦冬、知母养阴退热，黄柏清热，甘草和诸药，入土气。药后病减，复劳又作，气虚不胜邪也，故加大人参剂量益气健脾治之，诸症平复向安。

案9　久疟误治致喉痹案

一人年三十，久疟。医用补中益气汤，或止或作，延及半年，因解发结，劳伤咳嗽。医用前方加半夏、五味，遂致喉痛声哑，夜不能寝。邀予视之，右脉浮濡，左脉小弱。

曰：经云"阴火之动，发为喉痹"是也。此必色欲不谨，久服参芪，徒增肺中伏火耳。令以甘桔汤加鼠黏子、蜜炙黄柏，煎服二帖，喉痛除而声出。继服保和汤五帖而安。

【赏析】

此案中患者疟病迁延，以致劳伤咳嗽。虽久病多虚，然予补中益气汤益气健脾，其病或发或止。他医误用辛燥之半夏，酸敛之五味子，致阴虚火旺，故病增而喉痛声哑。咽主地气，喉主天气，通于肺。右脉浮濡，左脉小弱，乃气阴不足之证。色欲不节，肾水渐耗，虚火上灼，且足少阴肾经循喉咙，挟舌本；加之参芪温补助火，而为虚火喉痹也。急则治标，缓则治本，桔梗甘草汤合牛蒡子清热利咽，加黄柏滋阴降火，药后咽痛除，语音复，后予保和汤（组成为知母、生地、款冬花、紫菀、薏苡仁、阿胶、天冬、麦冬、百合、马兜铃、杏仁、五味子、桔梗、贝母、天花粉、紫苏、薄荷、当归、甘草）以滋阴降火润肺而收全功。

案 10　久疟病危案

一人年三十余，形瘦淡紫，素劳久疟，三日一发，于夜呕吐，热多寒少，不进饮食，小便频数，气喘咳嗽，日夜打坐，不能伏枕几月矣，头身骨节皆痛。医作疟治，病甚，众皆危之。脉皆浮虚缓弱而不甚大。

予以参、术加陈皮、黄柏、枳实、知母、麦门冬、北五味，煎服三帖病退。越二日复病。令用四物加童便服之，则嗽除喘止，始能就卧。再用八物汤除茯苓加枳实、香附，又用枳术丸加人参、砂仁、归身、黄芩，吞服调理，热来常服童便，半年而安。

【赏析】

此案中患者形瘦体弱，素劳久疟，症见呕吐不食，小便数，气喘咳嗽，病在手足太阴，热多寒少，亦是劳倦伤脾而作虚热；小便频者，气不摄阴也；咳嗽气喘者，虚火扰金，肺气上逆也；骨节疼痛者，气血虚滞，湿热郁阻失养也。诊脉虚浮缓弱不大，方用东垣清暑益气汤升阳气，降阴火，益气阴，祛湿热。后两日病情反复，遂用四物汤养血和血，童便气味咸寒，降火下气，治寒热头痛、虚火热蒸最效，故咳止喘除。继用八物汤（即八珍汤，组成为熟地、当归、川芎、白芍、人参、白术、茯苓、炙甘草）化裁，去茯苓之淡渗，加枳实、香附之理气疏肝，共奏益气养血之功，又用枳术丸合人参、砂仁、归身、黄芩益气和血，清热行气，调理善后。之后常服童便滋阴降火，以图余焰不发，正如朱丹溪所云："凡阴虚火动，热蒸如燎，服药者无益，非小便不能除。"

案 11　气虚兼热疟病案

一妇形色脆白，年五十余，忧劳，六月背疮。艾灸百余壮，疮散病疟。身热，自汗，口渴，头晕，呕吐，泄泻，不进饮食，寒少热多。自用清暑益气汤，病甚。

予诊左脉浮微，似有似无，右脉浮小，按之不足。

曰：病须属疟，当作虚治。依方而用清暑益气，固与病宜，但邪重剂轻，病不去耳。令以参、术加作五钱，芪三钱，茯苓一钱，陈皮七分，甘草五分，煎服病退。

【赏析】

《素问·上古天真论》言女子"七七，任脉虚，太冲脉衰少，天癸竭，地道不通，故形坏而无子也"。患者年迈体虚，忧劳又患背疽，其正虚昭然，复用艾灸百余壮，疽散但病疟，气虚而兼有内热，症见身热，自汗，口渴，头晕，呕吐，泄泻，不进饮食，寒少热多。自用清暑益气汤，确为对症之方，然"邪重剂轻，病不去耳"，病情反增。汪石山诊其脉左脉浮微，似有似无；右脉浮小，按之不足，为正虚不足之象。其虽属疟病，但正虚突出，仍以补虚为主，重用人参、白术、黄芪益气健脾养营，茯苓健脾渗湿，陈皮理气和胃，甘草调和诸药。服药后果病退，诚属医中圣手，一击中的。

案 12　冒风虚疟案

一人于嘉靖九年因冒风病疟。热多寒少，头痛倦怠，食少自汗，已服参苏饮一帖。予适在彼，诊之，脉皆浮虚近驶。

曰：此虚疟也，非参苏饮所宜。令将平日所服参、芪、归、术等药煎服五六帖而愈。且谕之曰，元气素虚，不宜发散。凡遇一切外感，须以补元气为主，少加发散之药以辅佐之，庶为允当，宜永识①之。

【注释】

①识（zhì）：记住之意。

【赏析】

本案患者因冒风而患疟，热多寒少，头痛倦怠，食少自汗，服用参苏饮（组成为人参、紫苏叶、葛根、半夏、前胡、茯苓、枳壳、木香、陈皮、甘草、桔梗、姜、枣水煎温服）益气解表，宣肺化痰而不效。参苏饮本用于治疗虚人外感风寒，内伤痰饮，症见恶寒发热，头痛鼻塞，咳嗽痰多，胸膈满闷，或痰积中脘，眩晕嘈杂，怔忡哕逆等。汪石山诊其脉，结合症状，断为虚疟。《金匮翼》云："虚疟者，或体虚而病疟，或因疟而致虚。六脉微弱，神气倦怠，是以补养正气为主。"《证治汇补》亦有记载："虚疟有入房感寒成疟者……有虚极之人，疟发之时寒不成寒，热不成热，气急神扬，精神恍惚，六脉豁大，为元气衰脱，将有大汗昏晕之虞，治宜益气固脱。"故治宜补益元气为主，从患者平素所用药物当中拣出参、芪、归、术等药，煎服五六帖而病愈。最后告知，元气素虚之人，不得轻易发散，以免损伤元气。即便外感，亦当以补益元气为主，稍佐发散之品。以上反映了汪石山补气扶正，培元固本的学术思想。

案13　胃虚血热，咳兼有孕疟病案

一妇常患咳嗽，加以疟疾，因仍左胁有块。疟止有孕，嗽尚不宁，咳干痰少，或时呕出顽痰钟许方止，夜亦如是，常觉热盛，胸膈壅满，背心亦胀，常要打摩。妊已六月。夜半如厕，身忽寒战厚覆，少顷乃愈。越二日，夜半又发，寒热如疟，肢节痛，上身微汗，口中觉吐冷气，胸喉如有物碍，心前虚肿，按之即痛，头痛气喘，坐卧不宁。医作伤寒发散，又作痰症而用二陈，不效。予往视之，脉皆濡而近滑。

曰：胃虚血热也。先以四君子汤加黄芩、枳壳、麦门冬，煎服二三帖，以保胃气。继以四物汤加槟榔、枳壳、麻仁、大黄，三服下之。遂滞下后重，虚坐努责①，急倦不食，时或昏闷乱叫，食则胀，不食饥，四肢痛，脚肿。予曰：胃虚，非汤药所宜。令合枳术丸加人参、当归、黄芩，服月余，诸证悉除，胎亦无损。

【注释】

①虚坐努责：时时欲便，但登厕努挣而不排便，多因邪滞正虚之故。

【赏析】

此案患者病情较为复杂，故需抽茧剥丝，依次治疗。患者平时咳嗽，复加疟疾，疟止又发现身有孕，病情迁移至妊娠六月。某夜半登厕后出现寒战，二日后又发，寒热如疟，并见头痛、肢节痛，口吐冷气，胸喉有物堵塞，心前虚肿，按之即痛，坐卧不宁等。前医用伤寒发汗之法，并用二陈汤治痰证，无效。汪石山观之，脉濡而近滑，断为胃虚血热。先治胃虚，所谓"安谷则昌，绝谷则亡"、"有胃气则生，无胃气则死"，方用四君子汤参、苓、术、草益气健脾，麦门冬养阴生津，黄芩清热除湿，枳壳行气化痰。后疗血热，继用四物汤地、归、芎、芍养血和血，槟榔、枳壳、麻仁、大黄破气攻下。服药之后，患者出现脾胃虚弱之征，如滞下后重，虚坐努责等，前方不再适宜，遂用枳术丸健脾消食行气，加人参、当归益气养血，黄芩清热，服药月余，诸证悉除，胎亦无碍。虽用活血行气攻下之品，乃病之所需，正所谓"有故无殒，亦无殒也"。

案 14 气虚下陷腹痛兼疟病案

一人形瘦色脆，年几三十。正德①十年四月腹痛，惟觉气转左边，五日而止。次年四月亦然。八月病疟，间日一发，寒少热多，十余日止。第三年四月八月如旧，腹痛疟作。第四年第五年四月八月亦然，但疟作腹痛，疟止痛止。旬余疟除，又泻痢十余日。泻止疟又作，但不腹痛，五日疟瘥。仲冬②感寒，头痛发热，腹及右胁胀痛，气喘溏泻，内黑外红，日夜五六次，内热不减，饮食难进。医用三乙承气汤三帖，继③用木香枳术丸，诸症稍定。午后内热愈炽，遇食愈胀，得泻略宽，头痛不减。诣予诊治，脉皆浮濡近驶。

曰：气属阳当升，虚则下陷矣，又屡服消克攻下之剂，所谓虚其虚也，安得不胀而频泻乎？经云下者举之，其治此病之谓欤！

或曰：胀满者，气有余也；积块者，气固结也。经云结者散之，有余者损之。今有余而补固结，而益何谓？

予曰：人身之气，犹天之风，风性刚劲，扬砂走石，孰能御之？孟子曰"至大至刚"④是也。馁则为物障蔽，反以为病。若能补养，以复其刚大之性，则冲突排荡，又何胀满不散、积块不行？经曰"壮者气行则愈，怯者著而成病"是也。盖气之强壮者，则流动充满。或有积滞，亦被冲突而行散矣，何病之有？气之怯弱，则力小迟钝，一有积滞，不免因仍承袭，积著成病。故此病法当升阳益胃。遵以参苓白术散煎升麻汤，调服月余，仍令丸服一料而愈。

【注释】

①正德：明武宗朱厚照的年号，该年号共用 16 年。朱厚照，明朝第十位皇帝。

②仲冬：也称中冬，指的是农历十一月，包含大雪、冬至两个节气。

③继：原本作"维"，讹，兹据全书本改。

④至大至刚：语出《孟子·公孙丑上》："敢问何谓浩然之气？"曰："难言也。其为气也，至大至刚，以直养而无害，则塞于天地之间。"朱熹集注："至大初无限量；至刚不可屈挠。"意为极其正大、刚强。此处借指正气强盛。

【赏析】

患者先病腹痛，后病疟，且固定时间反复发作，至后腹痛与疟俱作。病情发作遵循了一定的规律，此后又添泻痢，三者时发时止，前后衔接。时至仲冬，患者感寒而发病，唯腹部及右胁胀痛，大便溏泻次数多，且颜色内黑外红之症最为突出，一派内热炽盛之象。前医用三乙承气汤（组成为大黄、芒硝、枳实、厚朴、甘草）三剂，攻下热结，又用木香枳术丸（组成为木香、枳实、白术）理气化滞，诸症稍有缓解。病至午后，内热更甚，腹胀进食后加重，泻后稍减，头痛不减。汪石山诊其脉皆浮濡而数，断为气虚下陷所致。本是气虚，屡用消克攻伐，戕害正气，虚其虚，故腹胀而频频腹泻。故急当升阳益胃，方用参苓白术散（组成为人参、茯苓、白术、甘草、桔梗、莲子、砂仁、白扁豆、山药、薏苡仁）益气健脾养胃，佐升麻升阳举陷。调理月余，后以丸剂一料服用而病愈。其间，汪石山指出腹胀且有包块，为何用补益之品，而不用散结除胀之品的道理。"正气存内，邪不可干"，体内正气旺盛，不受外邪侵袭；反之，体内若有实邪，正气旺盛，自可祛邪外出，所谓"流水不腐，户枢不蠹"。正气旺盛，环流周身，遍及内外，起到人体清道夫的作用；若正气虚羸，祛邪无力，日积月累，亦会积著成病。汪石山通过借喻的方法，强调人体正气的重要性，与其培元固本的学术思想是一脉相承的。

案 15 气血两虚疟入厥阴案

一人形瘦色脆，年三十余。八月因劳病疟。寒少热多，自汗体倦，头痛胸痞，略咳而渴，恶食，大便或秘或溏，发于寅申巳亥①夜。医议欲从丹溪，用血药引出阳分之例治之。予诊其脉，濡弱近驶稍弦。

曰：察形观色参脉，乃属气血两虚，疟已深入厥阴矣。专用血药，不免损胃又损肺也。淹延岁月，久在成痨，何也？自汗嗽渴，而苍术、白芷岂宜例用？恶食胸痞，而血药岂能独理？古人用药立例，指引迷途耳。因例达变，在后人推广之也。遂以补中益气汤，加川芎、黄柏、枳实、神曲、麦门冬，倍用参、芪、术。煎服三十余帖，诸症稍除，疟犹未止。乃语之曰：今当冬气沉潜，疟气亦因之以沉潜，难使浮达，况汗孔亦因以闭塞。经曰疟以汗解。当此闭藏之时，安得违天时以汗之乎？且以参、术、枳实、陈皮、归身、黄芩丸服。胃气既壮，来年二月，疟当随其春气而发泄矣。果如期而安。

【注释】

①寅申巳（sì）亥：是指地支。就时辰而论，寅时，即早上 3-5 点，巳时上午 9～11 点，申时下午 15～17 点，亥时晚上 21～23 点。

【赏析】

患者因劳而病疟，症见热多寒少，头痛，汗出等疟病的典型特征。其体倦，胸痞，略咳而渴，恶食，大便或秘或溏，有正虚之象。前医拟师丹溪，欲"用血药引出阳分之例治之"。《丹溪心法·疟》云："老疟病者，此系风暑入在阴脏也，用血药引出阳分而散，一补一发，川芎、红花、当归，加苍术、白术、白芷、黄柏、甘草，煎露一宿，次早服之。"汪石山诊其脉濡弱数而稍弦，"察形观色参脉"，认为本病"属气血两虚，疟已深入厥阴"。专用血药滋腻而碍胃损肺；自汗、咳嗽，更不当用苍术、白芷辛散耗气伤阴；脾胃失其健运，气机不畅，恶食、胸痞亦不当用血药。方用补中益气汤倍用参、芪、术益气健脾，加当归、川芎、枳实理气活血养血，黄柏清热燥湿，麦门冬养阴生津，神曲和胃消食化积。服药后余症皆除，唯疟犹未止。汪石山析其原因，疟当汗解，然冬令收藏沉潜，疟邪随之沉潜，加之毛窍闭塞，更难发汗，使邪随汗解。中医治病讲究天人相应，不违天时。遂用参、术、枳实、陈皮、归身、黄芩益气养血，行气清热，丸药缓图，以待来年。果如石山所言，春令升发，疟随之发泄而解，病亦痊愈，反映了其高超的医术，准确地预测了疾病的转归。

案 16　过劳受热，邪热袭肺咳淋兼疟病案

一人年三十，形色颇实。初因舟行过劳受热，咳嗽不已，续又病疟，素有热淋。求医服药，或作或辍①。回家，予为诊之。脉皆濡弱近缓，左尺略驶。

曰：此热伤气也。肺为气主。气伤，肺亦伤矣，故发咳嗽。其疟亦因热而作。今用人参钱半，白术、麦门冬、茯苓各一钱，归身、知母各七分，青皮、黄柏、甘草各五分，煎服而安。九月复舟行过劳感热，其疟复作。或一日一发，或二日一发，或三日一发，或连发二日。回家，医作疟治不效。仍用前方煎服，遂安。

【注释】

①辍（chuò）：停止之意。

【赏析】

患者身体壮实，因乘舟劳累受热，邪热袭肺而咳嗽，继而病疟，加之素有热淋发作病史。求医服药，病情时发时止。回家后求助汪石山，脉濡弱近缓为气虚之象，左尺略驶为有热之征，故石山先生断为"热伤气"。所谓"少火生气，壮火食气"，肺为气主，热伤气损及肺则咳嗽，疟病亦为热所致，加之下焦湿热之热淋为患。仍以四君子汤为底方，药用人参、白术、茯苓、麦门冬益气养阴，健脾益肺，归身养血活血，黄柏、知母清热泻火，青皮疏肝破气，消积化滞，使补而不滞，甘草调和诸药。患者服药后病愈。然九月乘舟过劳感热，其疟复作，医作疟治不效，继用汪石山所处前方而安。此处患者新感而有宿疾，仍遵"夫病痼疾加以卒病，当先治其卒病，后乃治其痼疾也"，以治气虚有热所致咳嗽及疟为先，兼顾热淋，合而治之。施治循病之轻重缓急，故能迅速取效。

案 17　风暑入阴分疟病案

一人年三十，六月因劳取凉，梦遗，遂觉恶寒，连日惨惨①而不爽，三日后头痛躁闷。家人诊之，惊曰脉绝矣。议作阴症，欲进附子汤。未决，邀予往治。

曰：阴症无头痛。今病如是，恐风暑乘虚入于阴分，故脉伏耳，非脉绝也。

若进附子汤，是以火济火，安能复生？姑待以观其变，然后议药。次日，未末申初果病。寒少热多，头痛躁渴，痞闷呕食，自汗，大便或泻或结，脉皆濡小而驶，脾部兼弦。此非寻常驱疟燥烈劫剂所能治。遂用清暑益气汤减苍术、升麻，加柴胡、知母、厚朴、川芎，以人参加作二钱，黄芪钱半，白术、当归各一钱，煎服二十余帖而愈。

【注释】

①惨惨：憔悴的样子。《诗经·小雅·北山》："或不知叫号，或惨惨劬劳。"

【赏析】

患者夏日劳后贪凉，梦遗后出现恶寒，多日神色憔悴，精神不爽，后又出现头痛躁渴，家人又发现其脉始终未及，惊慌不已，欲用附子汤温阳散寒，但犹而未决。延请石山先生，此处显现石山医术高人一筹，胆大心细，指出"阴症无头痛"，乃"风暑乘虚入于阴分，故脉伏耳"，静观其变，然后用药。未末申初，也就是下午4点左右，如汪石山所言，患者疟病发作，此时脉象为"濡小而驶，脾部兼弦"。若之前用附子汤治疗，如抱薪救火，后果不堪设想。抑或是用寻常"驱疟燥烈劫剂"，亦是背道而驰，加重病情。方用清暑益气汤减苍术、升麻升散之品，重用人参、黄芪、白术益气健脾，当归和血，加柴胡"去寒热邪气"，厚朴、川芎理气除胀，知母清热润燥，全方共奏益气清暑，除湿健脾，理气除满之功。方证相合，故取效而愈。

案 18　伤暑受热病疟案

本县二尹大人，北①人，形长魁伟，年逾四十。六月，身中受热，病疟。寒少热多，头痛躁渴汗多，医用七保饮治之，不愈。予诊其脉浮濡而驶略弦。

曰：此暑症也。以白虎汤加人参三钱，煎服十余帖而疟止。

【注释】

①北：原本作"此"，讹，兹据全书本改。

【赏析】

患者身材魁梧，体质壮实，夏日受热而病疟，症见寒热交作，寒少热多，头痛，烦躁，口渴，汗多。前医以七保饮治疗，不效。七保饮，又名七宝饮，截疟七宝饮等，由厚朴（姜汁制）、陈皮、炙甘草、草果仁、常山、槟榔、青皮组成，主治一切疟疾，症见热多寒少者，具有燥湿祛痰截疟之功。汪石山诊其脉浮濡而驶略弦，为暑热之象。暑为阳邪，其性升散，易扰神伤津耗气。故治宜清热祛暑，益气养阴，方用白虎加人参汤（组成为石膏、知母、炙甘草、粳米、人参），方证相合，故药到病除。中工治病，常因循守旧，不晓相传，不知变通，图泥惯例。上工治病，知常达变，见微知著，推陈致新，不落窠臼。

案19　外感兼酒伤脾胃，湿热内蕴疟病案

侍①御程公，形色清脆，年逾四十，素善饮，形色苍热。病头痛，恶食泄泻，小便短少，午后恶寒发热。医用二陈、平胃、五苓共一服，治不退，反增腰腹拘急。邀予诊视。脉皆濡弱颇弦而驶。

曰：耗血伤胃，惟酒为甚。复加以时热，外伤其气。内外两伤，法当从补。若用草果、槟榔、常山、半夏躁烈之剂，譬犹抱薪救火，宁不益其病耶？遂以人参二钱，黄芪钱半，以益皮毛，不令汗泄；白术、茯苓、石膏、麦冬各一钱，以导湿热，不使伤胃；知母、青皮、神曲、黄芩、归身、川芎、柴胡各七分，以消积滞而和表里，少加甘草三分，煎服十余帖，疟止。后以参苓白术散常服，收功。

【注释】

①侍：明本作"待"，兹据民本、全书本改。

【赏析】

患者素好饮酒，一方面损伤脾胃，另一方面又易内蕴湿热。忽感邪患病，医见午后恶寒发热、头痛、恶食泄泻、小便短少，诊为疟病，套用常法治疗，方用二陈、平胃、五苓合方，不效，反病情加重。此患者外感时热而发，加之内热损伤脾胃，内外交攻，治宜益气消滞，清热除湿，以东垣清暑益气汤为底方，去陈皮、升麻、葛根、苍术、泽泻、黄柏、五味子，加茯苓、石膏、知母、黄芩、柴胡、川芎而成。去其升散收敛燥性之品，增强清热消滞之药。服药十余剂，气壮热去疟止。后以参苓白术散补脾益肺渗湿，常服而收全功。纵观治疟数案，汪石山在其中反复强调，治疟不可率用草果、槟榔、常山、半夏等燥烈劫疟之剂，否

则酿生他患，其在《医学原理·疟门》"久疟斧"一方后亦有"予忆此方乃是劫剂，惟可施于壮实及初作者。若体质弱，及年老并久疟者，俱非所宜。慎之慎之！"之告诫，实语重心长之语。

案 20　夏日劳倦血虚疟病案

一人年三十余，八月因劳病疟。诣予诊治。脉皆六至而数无力。

曰：古人云形瘦色黑者，气实血虚也。又云脉数无力者，血虚也。间日发于午后，亦血分病也。以色脉论之，当从血治。但今汗多，乃阳虚表失所卫；消谷善饥，乃胃虚火乘其土，皆阳虚也。仲景法有凭症不凭脉者，兹当凭症作阳虚治。以参、芪各三钱，白术、白芍、麦门冬各一钱，归身、生地、甘草各七分，黄柏、知母、陈皮各五分，煎服二十余帖而安。若用寻常驱疟劫剂，宁免后难？

【赏析】

患者夏日劳倦病疟，其脉数而无力，亦是一派正虚之象。汪石山据常理，言"形瘦色黑者，气实血虚也"，"脉数无力"亦为血虚。若仅此而已便施治，亦不会凸显出石山医术之高明。石山精于脉诊，孜孜不倦，精益求精，且不辞辛劳，求得《脉诀勘误》，重新修订成书。并告诫学者"如《脉经》所谓，但道其常而已"，"学贵疏通，不可拘泥"。此处当舍脉从症，凭症不凭脉。并借用仲景之说，如《伤寒论·辨脉法》云："脉浮而大，心下反硬，有热，属脏者，攻之，不令发汗；属腑者，不令溲数，溲数则大便硬。汗多则热愈，汗少则便难，脉迟尚未可攻。"此即凭症不凭脉之例。此案断为阳虚，故重用人参、黄芪、白术益气温阳；白芍、麦门冬、归身、生地滋阴养血；黄柏、知母清虚热；陈皮理气除滞；甘草调和诸药。此又循气血互生互根之理，"气为血之帅，血为气之母"，补气辅以养血。服药二十余剂，诸症悉平而愈。

案 21　体弱伤暑疟病案

予年逾六十，形质近弱。八九月酷热时，往来休歙①，外有药剂之劳②，内有病者之忧，内外弗宁，昼夜不静。至十月初旬，疟作三日，午后一发，寒不甚寒，热不甚热，喜热恶寒，寒去热来则爽快矣。口干微渴，临发昏倦嗜卧。左脉沉小而数，右脉浮濡无力，亦近于数，独脾部弦而颇洪，疟去则脉大小浮沉相等，惟觉缓弱而已。

初服补中益气汤十余帖，病无加减，夜苦盗汗。继服当归六黄汤，黄芪每帖四钱，五帖汗止，疟如旧。再服白虎加人参汤，人参四钱，石膏三钱，知母一钱，甘草六分，米一撮，煎服十余帖而疟止矣。

【注释】

①休歙（shè）：休歙，地名，即休宁县、歙县，均归属于徽州。歙县，古名歙州，位于今安徽省最南端，隶属于黄山市，是徽州文化和国粹京剧的发源地，也是徽商、徽菜的主要发源地，同时也是徽墨、歙砚之主产地。

②劳：原本作"功"，于义不当，兹从全书本改。

【赏析】

此为汪石山本人患病诊治案例。俗话说"医不自医（治）"，医生自己患病，获取病情资料不便，加之病痛之中头脑不清，判断有差，患得患失，确难处方用药而自治。而自治之后又有病未痊愈，反求他医诊治之轶事。如金元医家张元素治愈刘完素的故事，近代章太炎求治于仲右长的故事等等。而医生自己同样也是最了解自身身体的人。汪石山自知年老体弱，外有奔波之劳，内有诊病之辛，结果导致夜寐不安。时至秋季，病发为疟，彼为正虚，此为疟病，体弱之人补气为先。遂处补中益气汤（组成为黄芪、白术、陈皮、升麻、柴胡、人参、甘草、当归）十余帖，先壮正气，病无进退，唯苦夜间盗汗。易方为当归六黄汤（组成为当归、黄芩、黄连、黄柏、熟地、生地、黄芪），益气滋阴泻火，盗汗止而疟仍在。继服白虎加人参汤清热益气养阴，终疟止而病愈。正所谓"壮者气行则愈，怯者著而成病""正气存内，邪不可干""邪之所凑，其气必虚"，其言甚是。

案22 久疟汗多伤食案

一人瘦长脆白，年三十余。久疟后盗汗自汗过多，加以伤食，吐泻大作，吐止而泻，四日不住，筋惕肉瞤^①，惊悸梦遗，小便不禁。予诊脉皆缓弱，右略弦而涩。

曰：此下多亡阴，汗多亡阳，气血虚也。遂以参、芪为君，白术为臣，山栀、麦门冬、牡蛎为佐，酸枣、归身、山楂为使，加以薄桂，煎服旬余，诸症稍退。

半年之间，常觉脐下内热一团，烘烘不散，时或梦遗。浮梁^②孙医议作热郁，固欲下之。予曰：此非有余之热，乃阴盛生内热耳。若欲下之，是杀之耳。宜以前方加黄柏，热当自退，果验。

【注释】

①筋惕（tì）肉瞤（shùn）：惕、瞤，词义相近，皆指抽动。筋惕肉瞤，即筋肉跳动。

②浮梁：地名，位于今江西省东北部，隶属景德镇市。当地特产是"一瓷二茶"，被誉为"世界瓷都之源"，唐代浮梁茶曾闻名天下。敦煌遗书之《茶酒论》有"浮梁歙州，万国来求"的盛誉，白居易《琵琶行》则有"商人重利轻别离，前月浮梁买茶去"的美名。

【赏析】

久疟乃疟疾久延不愈。《诸病源候论·久疟候》云："疟皆由伤暑及伤风所为，热盛之时，发汗吐下过度，腑脏空虚，营卫伤损，邪气伏藏，所以引日不瘥，仍故休作也。"久疟之后盗汗自汗颇多，伤食后吐泻大作，汪石山总结为"下多亡阴，汗多亡阳，气血两虚也"。其脉缓弱，亦印证其判断。治宜补气养血，以参、芪为君益气生血，白术健脾燥湿，山栀、麦门冬、牡蛎清热养阴固涩，酸枣仁、归身、山楂养血和血，薄桂（较桂枝皮之薄也，和营之力不及桂枝）温经通脉。服药十余剂，诸症渐退。患者半年后出现脐下发热，时或梦遗。浮梁之医认为是实热郁于下，欲用攻下之法。汪石山指出此为"阴盛生内热"，误用攻下，实乃"庸医杀人"。于前方加黄柏清热泻火即可，果如其言，服药热退。此间鉴别热之虚实，正如《素问·阴阳应象大论》："阴胜则阳病，阳胜则阴病。阳胜则热，阴胜则寒，"《素问·调经论》："阳虚则外寒，阴虚则内热。阳盛则外热，阴盛则内寒"等经典著作所言，具体操作仍当循汪石山所云"察形观色参脉"，四诊合参，方不误事。

案 23　禀赋不足疟病反复发作案

一人年十七八，时因读书饥感寒得疟，延缠三年疟愈，寒气，脐左触痛，热熨而散，仍或发或止。后因新娶，往县复受饥寒，似病伤寒，吐二日夜不止。接服理中汤、补中益气汤、固本丸、补阴丸、猪肚丸，其吐或作或止，饮食或进或不进。续后受饥劳倦，食则饱闷，子至午前，睡安略爽，食稍进，午后气升，便觉胀闷，胸膈漉漉水响，四肢微厥，吐水或酸或苦，亦有间日吐者，大便燥结，小便赤短，身体瘦弱，不能起止。

予曰：须不见脉见症，必是禀赋素弱，不耐饥寒，宜作饮食劳倦为主，而感冒一节，且置诸度外。夫气开胀闷触痛者，脾虚不能健运，以致气郁而然。胸膈漉漉水声，谓之留饮，乃用独参汤补养其气血，加姜以安其呕吐，黄柏以降其逆气。初服三帖，脐左痛除，吐止。将人参加作一两，吐又复作。此由补塞太过，而无行散佐使故也。人参减作七钱，附五分，炮姜七分，半夏八分，苍术七分，厚朴七分，茯苓一钱。服至二十余帖，吐止食进，余病皆减，颇喜肉味。以手揉擦其肚，尚有水声汨汨。微感寒，腹中气犹微动，或时鼻衄数点。近来忽泻，二日而自止。才住前药，又觉不爽。前方加黄芪四钱，山栀七分，减黄柏，如旧煎服。

或曰：吐水或酸或苦，大便闭燥，小便赤短，诸书皆以为热。凡病昼轻夜重，诸书皆为血病，今用姜附何也？

予曰：吐水酸苦，由脾虚不能行湿，湿郁为热，而水作酸苦也。姜附性热辛散，湿逢热则收，郁逢热则散，湿收郁散，酸苦自除。大便燥结者，由吐多而亡津液也。小便短少，由气虚不能运化也。兹用人参以养血气，则血润燥除，气运溺通矣。若用苦寒之药，则苦伤血，寒伤气，宁不愈益其病哉？日轻夜重为血病者，道其常也。此则不然，须似血病而实气病也。医作血病，而用固本补阴等药反不解，非血病可知。所以日轻者，日则阳得其位而气旺，故病减；夜得阳失其位而气衰，故病重，经曰"至于所生而持，自得其位而起"是也。故病则有常变，而医不可不达其变也。病将愈，犹或鼻衄数点者，此浮溜之火[1]也。加山栀气味薄者以潜伏之，久当自愈。后闻食母猪肉，前病复作。予曰：藏府习熟于药，病亦见化于药，再无如之何②矣。

【注释】

①浮溜之火：心经之浮火。始见李东垣言朱砂"纳浮溜之火而安神明"。

②无如之何：没有任何办法。《礼记·大学》："小人之使为国家。灾害并至，虽有善者，亦无如之何矣。"

【赏析】

《素问·上古天真论》言："男子二八，肾气盛，天癸至，精气溢泻，阴阳和，故能有子。"患者十七八岁，本该精神抖擞，精力旺盛，却因读书饥寒交迫而病疟，迁延三年始止。疟愈而寒留体内，时发时止。后新婚往县，复受饥寒，病似伤寒，呕吐两日两夜不止。曾服理中汤（温阳健脾）、补中益气汤（益气健脾）、固本丸（组成为人参、生地、熟地、天冬、麦冬、黄柏、知母、牛膝、杜仲、龟板、五味子、茯神、远志；功能滋阴补气，清热泻火）、补阴丸（组成为黄柏、知母、龟板、当归、白芍、熟地、陈皮、牛膝、锁阳、虎胫骨；功能滋肾元，益阴血，壮筋骨）、猪肚丸（组成为猪肚、黄连、知母、麦冬、天花粉；功能清热生津止渴）等，吐或作或止，饮食或进或不进。此后病渐发展，身体瘦弱，不能起床。汪石山凭症不凭脉就断言此人禀赋虚弱，易受邪侵，以饮食劳倦所伤为主，外感之病次之。正如他在《医学原理·疟门》谈到："如质弱之人及久病者，又不可专执解利，必先服参、术补剂二三帖，补完中气，然后或吐、或下、或汗以驱之，方保万全。不然，非惟疟不得愈，又且变生他症，多致不救。"遂用人参扶正补养气血，生姜、黄柏治标降气止呕。呕止，欲增强扶正之力，重用人参，却补多行少，气滞而呕吐复发。减人参剂量，加附子、炮姜温阳益气，半夏降逆消痞，苍术、茯苓燥湿健脾，厚朴下气除满。服药近一月，吐止食欲恢复，余症皆减轻。此后感寒，病有反复，接连出现鼻衄、腹泻等症，后于前方减黄柏，加黄芪益气固表，山栀清热泻火。汪石山同时点出病机关键是气病而非血病，前医以血病论治，病反不解。后闻患者食母猪肉而病复发。母猪肉为常见发物，其性温，具有动而升浮之性。与患者所服之药性质有类似之处，鱼目混珠，故引邪而发，此为仲景所言之"食复"。另外，仲景在《金匮要略》中记载了当时常见的饮食禁忌，并指出"凡饮食滋味，以养于生，食之有妨，反能为害……所食之味，有与病相宜，有与身为害。若得宜则益体，害则成疾，以此致危，例皆难疗"。

案24 劳后入房感风疟母案

一人年逾四十，形肥色苍，因劳后入房感风，夜半疟作，自汗，寒少热多，一日一作。医用清脾、小柴胡、四兽等剂不效。渐至二日或三日一发。予诊，左脉浮洪虚豁而数，右脉虚小散数，头眩耳鸣，四肢懒倦，手足麻，大便溏，左胁疟母①，时或梦遗，发则呕吐，多痰，或辰或午发，至酉戌乃退。每至三十日连发二次，子时发至黎明，其发微；辰时发至酉戌，其发如常。

予用参、芪、归、术、麦门、知母、厚朴、陈皮大剂与之。初服一剂，痞块反高，小腹胀痛。予曰：药若不瞑眩，厥疾弗瘳②，再当服之数帖。后脉皆稍静不数。

病者曰：脉平而病不减，何也？予曰：疟邪已深，非数剂之药、旦夕之功所能愈。当久服，待春分阳气发扬，方得痊愈。苟惑人言而止药，不惟疟不能止，或痨或鼓，难免后忧。夫疟因感风、暑、寒、水而作也。经曰皮肤之外，肠胃之内，气血之所舍也。气属阳，风暑阳邪而中于气；血属阴，寒水阴邪而中于血。先中阳邪，后中阴邪，则先寒后热；先中阴邪，后中阳邪，则先热后寒。阳邪多则热多，渴而有汗；阴邪多则寒多而汗少。气血受邪而居于其舍。悍卫之气运行不息，不受邪也。日行阳二十五度，夜行阴二十五度，每一刻则周身一度，行与邪遇，则邪壅遏其道路，故与相搏③而疟作也。搏则一胜一负，负则不与之搏，而悍卫无碍，故疟止矣。夫邪之盛衰，因气血之盛衰，气血盛，邪亦盛；气血衰，邪亦衰。久则气血衰，或静养二三日，气血复盛而邪亦盛，悍卫行与之遇，又复相抗而疟作。此症每三十日连发二次者，盖二十八九、三十日，晦日④也。阴极阳生之时，夜半微阳始生而力尚弱，故疟发亦轻；辰则阳旺矣，故疟亦重。此疟所感阳邪居多，故随阳气盛衰而为之轻重。其三日一发者，非入于藏也，由气血盛衰而然，非若伤寒之传经也。

或曰：邪既因气血而盛衰，今补其气血，未免邪亦盛矣。予曰：邪之所凑，其气必虚。气血来补，终未至于强健，强健邪无容留矣，经曰"邪正不两立"是也。

夫疟三日一发，丹溪以发日之辰分属三阴，而药无三阴之别。总用抚芎、当归、红花、苍术、黄柏等药撑起阳分。疟入阴分，由阳虚陷入也。须宜阳分助气之药，加血药引入阴分，方可撑起。专用血药，只恐邪愈下陷，何以能撑起哉？

【注释】

①疟母：疟疾久延不愈，致气血亏损，瘀血结于胁下，并出现痞块。《金匮要略·疟病脉证并治》曰："病疟以月一日发，当以十五日愈，设不差，当月尽解。如其不差，当云何？师曰：此结为癥瘕，名曰疟母。急治之，宜鳖甲煎丸。"《张氏医通》云："疟母者，顽痰挟血食而结为癥瘕。"

②瘳（chōu）：病愈之意。

③搏：明本作"博"，讹，兹据民本、全书本改，下同。

④晦日：晦日是古老的中国传统节日。指农历每月的最后一天，即大月三十日、小月二十九日。

【赏析】

患者劳后入房，精气大泄，腠理疏松，复感外邪，病疟即发。前医作疟治，用清脾饮（组成为柴胡、青皮、厚朴、白术、茯苓、草果、半夏、黄芩，一本有炙甘草；功能益肝温脾）、小柴胡汤（和解枢机）、四兽饮（组成为半夏、茯苓、人参、草果、橘红、炙甘草、乌梅、白术、生姜、大枣；功能补气祛邪）等均不奏效。疟病发作又一日一发，发展到二日或三日一发，此时求诊于汪石山，诊其左脉浮洪虚豁而数，右脉虚小散数，一派虚弱之象；头眩耳鸣，四肢懒倦，手足麻，大便溏，此为中气虚弱，脾失健运所致；瘀血等实邪结聚于左胁则见疟母；梦遗为脾病及心，心神不安所致；呕吐、多痰亦为脾虚不运，气机升降失常故。故仍以益气健脾为先，用参、芪、术健脾益气燥湿，当归、麦门冬、知母养阴补血和血，厚朴、陈皮行气除滞。药用一副，痞块反高，小腹胀痛，此为药到病祛之反应，继续服用病见好转。"冰冻三尺，非一日之寒"，病久邪深，非旦夕用药就能收全功，需长期服药，并循天时，方得病除。此为疟入阴分，阳虚陷入之故。丹溪治疗此类疾病，常常用抚芎、当归、红花、苍术、黄柏等药，所谓"撑起阳分"，即《格致余论》所云："脏传出至腑，乱而失期也。"汪石山也明确指出，血药虽可引入阴分，但气虚的情况，专用血药，则有下陷不起之弊。汪石山精研前人医书，而不泥于古，诚善于读书之人。

附：疟疾论治

疟疾，又名疟病，疟。《黄帝内经》中对其病因、病机、分类、症状、治疗方法等有详细描述。疟病的形成，大都由于感受风寒、水气、暑热等病因所致。受邪先后不同，则寒热情况亦异。疟邪在人体内，必和卫气相逢才能发病；病至及期，阴阳气衰，邪气和卫气相离，病才休止。故而有一日一发，间日一发，数日一发以及渐迟、渐早的不同。疟疾的治疗，攻邪应在未发病之前或已衰之后，正当发作时不宜进行针刺。如《素问·刺疟》云："疟之始发也，先起于毫毛，伸欠乃作，寒栗鼓颔，腰脊俱痛，寒去则内外皆热，头疼如破，渴欲冷饮。"此处描述了疟疾的典型证候先寒战后高热，寒热往来，头痛，腰脊俱痛等。

汪石山治疗疟疾还是沿袭了前人治疟的思想。首先，治疟宜分内外二因而分治之。汪石山指出"疟因夏伤于暑"，"元气内虚，腠理疏豁，或复入寒泉澡浴，或伏于阴地取凉，以致肤腠闭密，暑伏于内，不得外泄。质厚之人，伤之浅者，感而即发，以为四时感冒之症；伤之深者，伏而不动，至秋天气收敛，时令寒凉，肤腠凝密，邪郁愈炽，不得散越，邪正交争，出入表里，而寒热往来之症作焉。"其次，治疟当"察形观色参脉"，不可率用燥烈峻猛截疟之剂，知常达变，灵活变通。特别提出"质弱之人及久病者"，要"先服参、术补剂二三帖，补完中气"，方可行汗、吐、下等攻邪之举，否则变生他证，甚至难以挽回。

此处汪石山治疗疟疾24个病案，除1个病案外，其余均用到人参。虽有单用，但更多的是和黄芪同用，或在此基础上配伍白术、茯苓等健脾益气药。这是"营卫论""病用参芪论"学术思想的具体体现。他认为人参、黄芪不单补气，还能补血；不惟补阳，还能补阴。与当时王伦《明医杂著》提出的"忌用参芪论"针锋相对。所用方剂涉及独参汤、四君子汤、十全大补汤、补中益气汤、东垣清暑益气汤、参苓白术散、保和汤、四物汤、枳术丸、白虎加人参汤、当归六黄汤等。而其中益气健脾的方剂占了大多数。在药物配伍上注意消补兼施，使用参、芪的同时常配伍陈皮、青皮、枳实、厚朴等行气之品，使补而不滞；还注意刚柔并济，气药与血药同用，使用参、芪的同时常配伍麦冬、当归、白芍等。汪石山治疟，立足"参芪"，随症加减，得心应手，疗效显著。

　　正如《类经》所总结的："故治疟者，但当察其邪之浅深，证之阴阳，必令其自脏而腑，自里而表，引而散之，升而举之，使邪气得出，自然和矣。治法云：有汗要无汗，以扶正为主而兼散；无汗要有汗，以散邪为主而兼补。斯言得之矣。惟是邪在阳者取汗易，邪在阴者取汗难，所以在春夏者为易，在秋冬者为难，在上体者为易，在下体者为难。必达其阴气，自然汗及下体。务令由阴而阳，由晏而早，方是佳兆，故又以汗之难易为微甚也。"

三、咳　嗽

案 1　邪热内郁咳嗽案

一人形长色苍瘦，年逾四十。每遇秋凉，病痰嗽，气喘不能卧，春暖即安，病此十余年矣。医用紫苏、薄荷、荆芥、麻黄等以发表，用桑白皮、石膏、滑石、半夏以疏内，暂虽轻快，不久复作。予为诊之，脉颇洪滑。

曰：此内有郁热也。秋凉则皮肤致密，热不能发泄，故病作矣。内热者，病本也。今不治其本，乃用发表，徒虚其外，愈不能当风寒；疏内，徒耗其津，愈增郁热之势。遂以三补丸加大黄酒炒三次，贝母、瓜蒌丸服，仍令每年立秋以前服滚痰丸三五十粒，病渐向安。

【赏析】

本案患者形体偏瘦，气色苍老，而脉象反为洪滑，此因"瘦人多火"。火热体质，秋凉之季，气机肃降，腠理致密，内热不得透发，郁而发病。春季气机生发，腠理渐开，内在郁热得以暂时透发，故而暂安。紫苏、薄荷、荆芥、麻黄乃发表之品，病在里而发其表，故曰虚其表；桑白皮、石膏、滑石、半夏，疏内则徒耗其津，又助长郁热，以致迁延不愈。汪石山诊断为邪热内郁，大胆使用三补丸（组成为黄连、黄柏、黄芩）加大黄，清热泻火，贝母、瓜蒌清热化痰，切中病机。且每年立秋以前服用滚痰丸（组成为大黄、黄芩、礞石、沉香）泻火逐痰，起到了未病先防的作用，体现了中医治疗因人因时制宜的特色。

案 2　表虚郁热咳嗽及续发郁热气虚滞下案

一妇年逾五十，其形色脆弱。每遇秋冬，痰嗽气喘，自汗体倦，卧不安席，或呕恶心。诊之，脉皆浮缓而濡。

曰：此表虚不御风寒，激内之郁热而然，遂用参、芪各三钱，麦门冬、白术各一钱，黄芩、归身、陈皮各七分，甘草、五味各五分，煎服十余帖而安。每年冬寒病发，即进此药。

次年秋间，滞下，腹痛后重，脉皆濡细稍滑。

予曰：此内之郁热欲下也。体虽素弱，经云有故无损①。遂以小承气汤，利两三行。腹痛稍除，后重未退。再以补中益气汤加枳壳、黄芩、芍药煎服，仍用醋浇热砖布裹，坐之而愈。是年遇寒，嗽喘亦不作矣。

【注释】

①损：全书本作"殒"，可从。

【赏析】

患者年逾五十，素体卫表亏虚，郁热内伏，加之风寒外袭，属虚实夹杂，寒热并见之证，投人参、黄芪、白术益气健脾，麦冬、当归、五味子养阴敛肺，黄芩、生甘草清肺止咳，陈皮理气化痰。服药十余帖后，虽风寒一时得解，郁热得散，体有小安，但终因病根未完全祛除，所以每至冬寒时节病情复发，服上药又可获一时平安。次年秋间，外感时邪疫毒，内伤饮食不洁，与体内郁热相合，诱发痢疾病变，遂投小承气汤通因通用，因势利导，轻微泻下郁热毒邪，并中病即止，既符合仲景用小承气汤"若更衣者勿服之"的具体服药方法，又体现了仲景"若腹大满不通者，可与小承气汤微和胃气，勿令之大泄下"的精神。

后以补中益气汤补益中气，加枳壳、黄芩、芍药调气清热，缓解疼痛，再用醋浇热砖布裹，升阳举陷。

本案在治疗方法上，补泻兼施，内外同治，所以新病痼疾悉数解决。

案3　产后肺热咳嗽案

一妇产后咳嗽痰多，昼轻夜重，不能安寝，饮食无味，或时自汗。医用人参清肺汤，嗽愈甚。予为诊之，脉浮濡近驶。曰：此肺热也。令服保和汤五帖而安。

【赏析】

人参清肺汤出自《太平惠民和剂局方》，由地骨皮、人参、阿胶、杏仁、桑白皮、知母、乌梅、炙甘草、罂粟壳组成，适用于肺胃虚寒所致的咳嗽、喘急、胸膈噎闷等症。该患者产后发病，昼轻夜重，时时自汗，貌似虚寒，根据咳嗽痰多及脉象表现，属肺热所致，遂投葛可久《十药神书》保和汤五贴而愈，保和汤由知母、贝母、天冬、麦冬、冬花、天花粉、薏苡仁、五味子、生甘草、马兜铃、紫菀、百合、桔梗、阿胶、当归、生地黄、紫苏、杏仁、薄荷组成，诸药合用共奏清热滋阴、降火润肺、止咳化痰之功。

案 4 妊娠肺虚咳嗽案

一妇怀妊七月，嗽喘不能伏枕，两臀坐久皮皆溃烂。医用苏子降气汤、三拗汤、参苏饮，罔有效者。邀予诊之。右脉浮濡近驶，按之无力，左脉稍和。

曰：此肺虚也，宜用补法。遂以人参钱半，白术、麦门冬各一钱，茯苓八分，归身、阿胶、黄芩各七分，陈皮、五味、甘草各五分，煎服五七帖而痊。

【赏析】

患者以嗽喘为主诉就诊，因嗽喘甚剧不得伏枕，故常久坐，导致两臀皮肤皆溃烂。受患者主诉和医者临床工作的惯性思维干扰，前医或用苏子降气汤（组成为紫苏子、半夏、炙甘草、前胡、厚朴、当归、肉桂、陈皮，后加生姜、红枣、苏叶同煎）、三拗汤（组成为麻黄、杏仁、甘草，加少量生姜同煎）等宣降肺气、止咳平喘，或用参苏饮益气解表、宣肺化痰。然常规治疗无效，汪石山切其右脉浮濡近驶，按之无力，左脉稍和，据脉而断：此肺虚也，宜用补法。咳嗽临床可分为外感、内伤两大类，从患者脉象分析，很明显是内伤不足之象。内伤之咳用外感之法，霄壤之别，何能取效？用人参、麦冬、五味子补益肺气，茯苓、白术、甘草补土生金，当归止内伤不足之咳（《本经》记载当归主咳逆上气），阿胶润肺止咳，陈皮理胸中之气，黄芩清久郁之热，诸药合用共奏益肺理气、润肺清肺之效，不专意于咳（一味用百部、紫菀、冬花等味）而咳自止。

值得关注的是，患者两臀皮皆溃烂，从煎服五七帖而痊来看，患者皮肤溃烂已经痊愈。虽溃烂是由咳剧不得伏枕，常需久坐导致，但肺合皮毛，亦存在肺气不足的先决内在因素。所以临证应注意分析兼证产生的原因，在某些时候对兼证的正确分析至关重要。前医将关注点集中在嗽喘，而忽视两臀皮肤溃烂，亦是治疗难以取效的原因之一。

案5　小儿伤寒咳嗽案

一童子八岁，伤寒咳嗽，痰少面赤，日夜不休。丁氏小儿科治以参苏饮，数日嗽甚。予为诊之，脉洪近驶。

曰：热伤肺也。令煎葛氏保和汤，二服如失。

【赏析】

八岁小儿，伤寒咳嗽，痰少面赤，日夜不休，丁氏运用参苏饮，益气解表、宣肺化痰，数日咳嗽益甚，说明药证不符。从面赤、咳嗽日夜不休来看，本病应该属于实证，后汪石山测其脉洪而近驶，结合脉象，汪石山断为：此热伤肺也。选用葛氏保和汤止嗽宁肺、润肺清火，仅二服即愈。此方用于治疗"肺经受邪，痨嗽成痿"，熔滋阴、降火、润肺、利气、化痰为一炉，是治疗肺热咳嗽的良方。

本案提示我们：临证之时，必须注意脉症合参，必须明辨虚实寒热。参苏饮虽为解表，实则偏补而温；保和汤则偏泻而凉，故本案服参苏饮而病剧，服保和汤而速愈。

案6　脾虚肺金失养产后咳嗽案

一妇年三十，质脆弱，产后咳嗽，痰臭。或作肺痈治，愈剧。延及两脚渐肿至膝，大便溏，小腹胀痛，午后发热，面红气促，不能向右卧。予诊，脉虚小而数。

予曰：凡咳嗽左右向不得眠者，上气促下泻泄者，发热不为泻减者，此皆病之反也。按此皆原于脾。经曰脾主诸臭，入肺腥臭，入心焦臭，入肝腐臭，自入为秽臭。盖脾不能运行其湿，湿郁为热，酿成痰而臭矣。经曰左右者，阴阳之道路也。脾虚则肺金失养。气劣行迟，壅遏道路，故咳嗽气促不能右卧也；脾虚必夺母气以自养，故心虚发热而见于午也；脾主湿，湿胜则内渗于肠胃为溏泄，外渗于皮肤为浮肿。

令用参、芪、甘草补脾为君，白术、茯苓渗湿为臣，麦门冬以保肺气，酸枣仁以安心神为佐，陈皮、前胡以消痰下气为使，用东壁土①（以受阳光最多用之）以为引用。盖土能解诸臭，用以补土，亦易为力矣。此窃取钱氏黄土汤之义也。服一帖，前症略减，病者甚喜。予曰：未也，数帖后无反复，方是佳兆，否则所谓过时失治，后发寒热，真阳脱矣。泄而脚肿，脾气绝矣，何能收救。

予侄文焕妻亦患此，医作肺痈治，而用百合煎汤煮粥，食之反剧。予诊，其脉细弱而缓，治以参、芪甘温等剂，二三帖而愈，此由治之早也。

【注释】

①东壁土：古代土城墙或民间土墙建筑东边墙上的泥土。味甘性温，无毒，可治泄痢、小儿风脐、下部疮疡、脱肛、解诸药毒等。

【赏析】

患者产后出现咳嗽，痰臭，按照一般情况，多认为是肺中有热，酿热成脓，前医作肺痈治，反而病情加剧。肺痈为患多由热毒血瘀，壅滞于肺而成，症见咳嗽、胸痛、发热，咯吐腥臭浊痰，甚至脓血相兼。肺痈治疗初期以清肺散邪；成痈期以清热解毒，化瘀消痈；溃脓期以排脓解毒；恢复期当扶正祛邪，补虚养肺。前医多半用清热解毒之剂，用药后患者逐渐发展为两脚肿胀至膝，大便溏，小腹胀痛，午后发热，面红气促，不能向右卧，脉虚小而数。汪石山指出其中反常之处"咳嗽左右向不得眠""上气促下泻泄""发热不为泻减"，其病变关键在于脾。《难经·四十九难》云："心主臭，自入为焦臭，入脾为香臭，入肝为臊臭，入肾为腐臭，入肺为腥臭。"汪石山云"脾主诸臭"，与《难经》比较，"入脾""入肾""入肝"三者有交错混淆。脾虚而湿郁为热，酿痰而臭；脾虚而肺金失养而咳嗽；脾虚导致心神失养而不寐；脾失健运，水湿内停，渗入大肠则泻，渗出肌肤则肿。故治以健脾益气渗湿，安神化痰止咳。方用人参、黄芪、甘草健脾益气，白术、茯苓健脾渗湿，麦门冬养阴保肺，酸枣仁养血安神，陈皮、前胡燥湿化痰。方中尤其用一味东壁土为引，取同气相求，善能补土之意。服一剂，患者症状略减而心喜，汪石山却告诫不能大意，待多服几剂，病向好转才是佳兆，否则脾肾阳衰，真阳欲绝，真寒假热，泄而脚肿，为病重而难以挽回。

　　汪石山还援引另外一起类似病例加以说明，症见咳嗽，咯痰臭，服百合煎汤煮粥而加剧。百合味甘、微苦，性微寒，功能养阴润肺，清心安神，然风寒咳嗽及中寒便溏者忌服。该例患者同是脾虚所致，故不宜用甘寒之品，反碍脾运，故仍用参、芪等甘温之剂，二三剂而愈，胜在病程较短，治疗及时。

四、咯　痰

案　心脾肺俱虚咯痰带血案

一人年逾四十，面色苍白，平素内外过劳，或为食伤，则咯硬痰而带血丝。因服寒凉清肺消痰药，至五六十帖，声渐不清而至于哑。夜卧不寐，醒来口苦，舌干而常白苔。或时喉中阁痛，或胸膈痛，或嗳气，夜食难消，或手靠物久则麻，常畏寒，不怕热。前有癩疝①，后有内痔，遇劳则发。初诊左脉沉弱而缓，右脉浮软无力。续后三五日一诊，心肺二脉浮虚，按不应指。或时脾脉轻按阁指，重按不足。又时或驶，或缓，或浮，或沉，或小，或大，变动全无定准。

夫脉不常，血气虚也。譬之虚伪之人，朝更夕改，全无定准；的实之人，朝斯夕斯，常久不移。以脉参症，其虚无疑，虚属气虚，为重也。盖劳则气耗而肺伤，肺伤则声哑；又劳则伤脾，脾伤则食易积。前疝后痔遇劳而发者，皆因劳耗其气，气虚下陷，不能升举故也。且脾喜温畏寒，而肺亦恶寒，故曰形寒饮冷则伤肺。以已伤之脾肺，复伤于药之寒凉，则声安得不哑？舌安得不胎？胎者，仲景谓胃中有寒，丹田有热也。夜不寐者，由子盗母气，心虚而神不安也。痰中血丝者，由脾伤不能裹血也。胸痛嗳气者，气虚不能健运，故郁于中而嗳气，或滞于上则胸痛也。

遂用参、芪各四钱，麦门冬、归身、贝母各一钱，远志、酸枣仁、牡丹皮、茯神各八分，石菖蒲、甘草各五分，其他山楂、麦芽、杜仲随病出入，煎服年余而复。益以宁志丸药，前病日渐愈矣。且此病属于燥热，故白术尚不敢用，况他燥剂乎？

【注释】

①癩（tuí）疝：疝气的一种，是指以阴囊肿缒，如升如斗，不痒不痛为主要表现的疾病。即寒湿下注所引起的阴囊肿大。相当于大的斜疝。《儒门事亲》："癩

疝，其状阴囊肿缒，如升如斗，不痒之痛者是也。得之地气卑湿所生，故江淮之间，湫溏之处，多感此疾。宜以去湿之药下之。"一说为妇女少腹肿或阴户突出的病证。

【赏析】

患者内外劳伤或食伤，导致咯痰而见血丝，是为脾虚失运，母病及子，肺失所养，脾不统血之故。过服寒凉消痰之药，脾胃愈伤，肺气更虚，渐至声哑，此所谓"金破不鸣"。《景岳全书·杂证谟》云："声由气而发，肺病则气夺，此气为声音之户也。"脾肺为劳倦饮食所伤，又加药过，是雪上加霜也。患者劳伤则脾失健运而见食积。脾主升清，脾虚气陷，故见癫疝、内痔。脾胃为后天之本，气血营卫生化之源，脾不健运，气血营卫生化乏源，卫外温煦不及，故见畏寒、不怕热；脾虚及心，心失所养，而见夜寐不安。气虚导致气滞，故见胸痛。脾病累及心肺，故治当益气健脾为先。故以人参、黄芪为君，大补元气，益肺补脾；麦门冬、归身、远志、酸枣仁、茯神养血安神；贝母润肺止咳化痰；牡丹皮清热凉血；石菖蒲开窍豁痰，理气活血；甘草调和诸药。并随病情或加山楂、麦芽消食化滞，杜仲补肝肾，服药年余而诸症平复。此后加用安神宁志药物，前病亦渐渐恢复。汪石山在病案中采用借喻的方式说明脉象，十分生动。形容此处患者脉象变化无常，就好比虚伪之人，朝令夕改，变化无常；如果脉象一贯如一，则如踏实之人，坚定不移，保持一致。此外，汪石山还提到本病气血虚而有燥热存在，白术温燥故弃用，更不用说其他温燥药了。

五、肺　痈

案　孕妇肺痈后产子病卒案

一妇年近三十，形色瘦白，素时或咳嗽一二声，月水或前或后。夏月取凉，遂嗽甚，不能伏枕者月余，痰中或带血，或兼脓，嗽紧则吐食。医用芩、连、二陈不效，复用参、芪等补药病重。

予视左脉浮滑，右脉稍弱而滑，幼伤手腕，掌不能伸，右脉似难凭矣。乃以左脉验之，恐妊兼肺痈也。遂以清肺泻肺之剂进之。三服而能着枕，痰不吐，脓不咯，惟时或恶阻。予曰：此妊之常病也。教用薏苡仁、白术、茯苓、麦门冬、黄芩、阿胶煎服，病减。

月余，复为诊脉，脉皆稍缓而浮。曰：热已减矣。但吐红太多，未免伤胃，教用四君子加陈皮、黄芩、枳壳煎服调理。妊至六月，食鸡病作，却鸡而愈。至九月，病又复作，声哑，令服童便获安。予曰：产后病除，乃是佳兆，病若复来，非吾所知。月足而产，脾胃病作，加泄而卒。

【赏析】

病者形瘦色白，月水或前或后，素时咳嗽，此乃体弱之征。素时咳嗽而又夏月取凉，寒凉郁遏于肺，故嗽甚。寒邪郁久化热，损伤肺络，故痰中带血；邪热久郁，蒸化成脓，故有时痰中兼脓。病者嗽紧则吐食，一者是由于妊娠之故；二者是由于肺气之逆引动胃气上逆所致。如此肺痈已成，而观其症则知病者痈脓已然溃破，当此之时，治当以清肺泻肺、排脓解毒为主，案中未载方药，据其治法及见证可选用薏苡仁、桔梗、冬瓜子、鱼腥草、金荞麦、金银花、黄芩等药施治，而芩、连、二陈及参、芪等剂则不宜。

服药三剂后，脓、痰已平，而时有恶阻，此乃妊娠之常病。病者邪毒虽已渐去，而肺体已伤，余邪未尽，仍需服药以善后。薏苡仁有排脓之功，可排未尽之脓，白术、茯苓健脾益气、培土生金，麦冬、黄芩清未尽之余热，阿胶补肺养阴，此外白术、黄芩、阿胶等药又可安胎，诸药合用，益气养阴、清热排脓，又可安胎。服药月余，热减病退。病者因吐红太多，胃气已伤，故用四君子汤健脾益气，又加陈皮、黄芩、枳壳等理气清热。后食鸡肉而病作，因鸡肉味甘性温，补虚温中，不宜于本病，故食而病作，却之复平。后病作而热复起，热伤咽喉则声哑，服童便可滋阴清热，热邪去故病获安。后月足而产，脾胃病作，加泄而卒，是因患者素体柔弱，患病后气血消耗，脾胃大伤，又兼之因分娩大伤气血，终致回天乏力，此非医之过也！

六、心 痛

案 脾虚肝侮心痛案

一妇年三十余，性躁多能，素不孕育，每啜粥畏饭，时或心痛，春正忽大作，或作气而用香燥，或作痰而用二陈，或作火而用寒凉，因粪结进润肠丸，遂泄不禁，小便不得独利。又发寒热，热则咳痰不止，寒则战栗鼓颔①，肌肉瘦削，皮肤枯燥，月水不通，食少恶心，或烦躁而渴，或昏昏嗜卧，或小腹胀痛，诸治罔效。医皆视为死证，诣请予往治之，右脉浮大弦数，左脉稍敛而数，热来左右脉皆大而数，寒来脉皆沉微似有似无。

经言脉浮为虚，脉大必病进。丹溪谓脉大如葱管者，大虚也。经又谓弦脉属木，见于右手，肝木克脾土也。又以数脉所主为热，甚症为虚。左脉稍敛者，血分病轻也。今患素畏饭者，是胃气本弱矣。心痛即胃脘痛，由脾虚不运，故胃脘之阳不降，郁滞而作痛也。泄泻不禁，小便不得独行者，盖阳主固，且经言膀胱者，津液之府，气化则能出矣，今阳虚不固于内，故频泻也，膀胱气虚不化，故小便不能独行也。又寒热互发者，盖气少不能运行而滞于血分，故发热；血少不得流利而滞于气分，故发寒。仲景曰"阳入于阴则热，阴入于阳则寒"是也。寒则战栗鼓颔者，阴邪入于阳明也。热则咳痰不已，阳邪入于阳明也。此则阴阳两虚，故相交并而然也。肌肉瘦削者，盖脾主身之肌肉，脾虚食少，故瘦削也。皮肤枯燥者，经曰脾主于胃，行其津液，脾虚不能运行津液，灌溉于肌表，故枯燥也。月水不通者，经曰二阳之病发心脾，男子少精，女子不月。二阳，手足阳明肠与胃也。阳明虚，则心脾皆失所养，而血不生，故不月也。食少恶心，躁渴，嗜卧，皆脾胃所生之症也。小腹胀痛者，乃阳虚下陷使然也。经曰阳病极而下是也。

乃用人参五钱，黄芪四钱，白术三钱为君；升麻八分，茯苓一钱，猪苓、泽泻各七分为臣；苍术五分，香附七分为佐；归身七分，麦门冬一钱为使。煎服三帖不效。一医曰：此病不先驱邪，一主于补，所谓闭门留贼。一医曰：此属阴虚火动，今不滋阴降火而徒补气，将见气愈盛、火愈炽矣。风鉴相其夫曰：奸门^②清白，必主丧妻；日者^③推其命曰：运限俱倒，其死必矣。其夫皱眉告予曰：每日扶之，似身渐重，皮肤黑燥，恐不济矣。

予思仲景有曰泄利不止，五藏之阳虚于内；寒热互发，六府之阳虚于外。是则内外两虚，在法不治。所恃者，年尚壮，能受补而已^④。但病家宁可于死中求活，岂可坐以待毙！且补药无速效，今服药不满四五剂，即责以效，岂王道之医乎？

因令勉服前药六七帖，寒已除，但热不减，汗出不至足。令壶盛热水蒸其足，汗亦过于委中矣。续后前症渐减，始有生意。

追思医谓不先去邪者，因其寒热往来也。然去邪不过汗、吐、下三法。今病自汗、吐痰、泄利三者俱矣，再者何法而施乎？且病有实邪、有虚邪，虚可补而实可泻。今病属虚，而以实邪治之，虚虚之祸，咎将谁归？谓当滋阴降火，因其月事不通，病发于夜也。且服降火药，遂小腹胀而大便泄，是不宜于此矣。殊不知滋阴降火，皆甘寒苦泻之剂。今病食少、泄利，明是脾虚，且脾胃喜温而恶寒，今泥于是，宁不愈伤其胃而益其泻乎？吁，危哉！故不敢不辩。

【注释】

①颔（hàn）：下巴颏，指颈上方、下颌下方的柔软处。白居易《东南行》："相逢应不识，满颔白髭须。"

②奸门：相术用语，鱼尾（两外眼角）的别称。夫妻宫的位置在两个眉尾、眼尾延伸至鬓发之处，古相书将之称为"妻妾宫"，又名"奸门"。

③日者：古时占候卜筮的人。司马贞《史记索隐》曰："名卜筮曰'日者'以墨，所以卜筮占候时日通名'日者'故也。"

④已：原书作"矣"，兹从全书本改。

【赏析】

患者素来性情急躁，三十余而未孕育，时有心痛（实胃痛），春季时大发，有作气郁而用香燥之剂（如正气天香散组成为乌药、香附、陈皮、紫苏、干姜等），或作痰而用二陈汤，或作火而用寒凉之剂（如三补丸组成为黄芩、黄连、黄柏或三黄丸组成为黄芩、黄连、大黄等），或因粪结用润肠丸（组成为大黄、麻仁、归尾、桃仁、羌活；功能清热泻火，润燥通便）。服药后，见下利不止，小便不利，寒热发作，渐至肌肉瘦削，皮肤干枯，月事不通，食少恶心等症，诸治无效，他医视为死证。汪石山勉为其难，受邀诊之，通观其症状及脉象，责之脾胃虚弱，气血不足，肝木克脾。患者发寒热，颇具迷惑性，此非外感，而是内伤所致。故汪石山云："盖气少不能运行而滞于血分，故发热；血少不得流利而滞于气分，故发寒。即仲景曰'阳入于阴则热，阴入于阳则寒'是也。……此则阴阳两虚，故相交并而然也。"《慎柔五书》亦云："伤寒寒热往来，系邪在半表半里；内伤寒热，系气血两虚。气虚则发热，血虚则发寒。"李东垣在《内外伤辨惑论》中更有详细解析，兹不赘述。故以健脾益气为主，辅以淡渗利湿、行气燥湿之品，酌加养阴补血之药。方中人参、黄芪、白术健脾益气，大补元气，升麻升阳举陷，茯苓、猪苓、泽泻淡渗利湿，苍术燥湿健脾，香附疏肝行气止痛，归身、麦门冬滋阴养血，防温燥太过。服药三剂不效，有医认为要先祛邪，有医认为要滋阴降火，甚至相师、日者俱告之患者丈夫，其妻命不久矣。患者丈夫也告知汪石山，患者身体渐重，皮肤黑燥，可能难以坚持下去了。面对重重困难，汪石山力排众议，坚持己见，仍让患者服前药六七剂，终于迎来一线转机。其后痛陈前医"先祛邪，否则闭门留邪"及"滋阴降火，否则补气助热"之弊。时医如此，泥古不化，流弊横行，先生大声疾呼，殊为不易，当为后学警醒。

七、噎 膈

案 气血两虚噎膈案

一人年六十逾，色紫。平素过劳好酒，病膈。食至膈不下，就^①化为浓痰吐出，食肉过宿，吐出尚不化也。初卧则气壅不安，稍久则定。医用五膈宽中散、丁沉透膈汤，或用四物加寒凉之剂，或用二陈加消耗之剂，罔有效者。来就余治。脉皆浮洪弦虚。

予曰：此大虚证也。医见此脉，以为热证，而用凉药，则愈助其阴，而伤其阳。若以为痰为气，而用二陈香燥之剂，则愈耗其气，而伤其胃，是以病益甚也。况此病得之酒与劳也。酒性酷烈，耗血耗气，莫此为甚。又加以劳伤其胃，且年逾六十，血气已衰，脉见浮洪弦虚，非吉兆也。宜以人参三钱，白术、归身、麦门冬各一钱，白芍药八分，黄连三分，干姜四分，黄芩五分，陈皮七分，香附六分，煎服五帖，脉敛而膈颇宽，食亦进矣。

【注释】

①就：原本有一"则"字，赘词，兹据全书本删。

【赏析】

本案为汪石山所治噎膈病例。患者年逾六十，气血已衰；且平素过劳嗜酒，酒性酷烈，则耗血耗气，过劳则气血更伤，食入不下而吐，脉浮洪弦虚，此为气血大虚之噎膈证，证属中焦虚寒，格热吐逆。《伤寒论》有"伤寒本自寒下，医复吐下之，寒格更逆吐下。若食入口即吐，干姜黄芩黄连人参汤主之"之论，其与此病机颇符。而医者不识此证，见形色紫、脉浮洪，臆断为血瘀有热，而用四物加寒凉之剂，徒伤中阳无益。中焦虚寒，运化不及，津液不循常道而反聚为痰涎吐出，医者不察而用五膈宽中散（组成为白豆蔻、炙甘草、木香、厚朴、缩砂仁、丁香、青皮、陈皮、香附子，生姜及盐，沸汤点服；功能温中行气，宽膈除满）、丁沉透膈汤（组成为白术、香附、人参、缩砂仁、丁香、麦芽、肉豆蔻、白豆蔻、木香、青皮、炙甘草、半夏、神曲、草果、藿香、厚朴、沉香、陈皮，生姜及大枣煎汤送服；功能降逆和中，健脾燥湿）、二陈汤（组成为半夏、橘红、白茯苓、甘草，生姜及乌梅水煎温服；功能燥湿化痰，理气和中）等香燥耗散之剂，则更耗其气而伤其胃。见痰治痰，全然不审病机，不仅痰湿不化，反致病益甚，自然罔效。

汪石山用干姜黄芩黄连人参汤加味，其中重用人参补中，干姜暖胃，少佐黄芩、黄连，苦降其阴寒格热之势，冲破阴格而呕吐自止。又加白术之甘温，助人参以补脾胃；当归之辛温，以补血；白芍之酸寒，以滋阴；麦门冬之甘寒，生津液，以救香燥所伤之阴；少加陈皮、香附之辛平，以疏气利膈，诸药合用，是为降逆补中，滋阴利气之剂，救其杂药乱投之误，药中病机，故服五帖而脉敛膈宽食进，取效甚捷。

八、腹　痛

案1　酒色连夜不断致腹痛案

一人面色苍白，年四十六，素好酒色犬肉。三月间，因酒连有二夜房事，遂病左腹痛甚，后延右腹，续延小腹，以及满腹皆痛。日夜叫号，足不能升，卧不能仰，汗出食阻。自用备急丸，利二三行而随止，痛仍不减。

予诊之，脉皆细驶，右脉颇大于左，独脾脉弦且滑。扶起诊之，右脉亦皆细数。恐伤酒肉，用二陈汤加黄芩、山楂、曲、蘗，进之不效。再用小承气汤，仍复不利。蜜煎导之，亦不利。乃以大承气汤，利二三行，痛减未除。令其住药，只煎山楂饮之。次日烦躁呕恶，渴饮凉水则觉恶止爽快。次早再诊，脉皆隐而不见。四肢逆冷，烦躁不宁，时复汗出。举家惊愕，疑是房后阴症①，拟进附子理中汤。

予曰：此治内寒逆冷也。《活人书》云四逆无脉，当察症之寒热。今现所患，多属于热，况昨日脉皆细数，面色近赤，又兼酒后而病。六脉虽绝，盖由壮火食气也。四肢者，诸阳之本。气被壮火所食，不能营于四肢，故脉绝而逆冷也。此类伤暑之症，正合仲景所谓热厥者多，寒厥者少，急用大承气汤下之之类。向虽下以大承气，其热尚高未尽，难以四逆汤症与之比。今用附子热药，宁不助火添病耶？如不得已，可用通脉四逆汤，尚庶几焉。以其内有童便、猪胆汁监制附毒，不得以肆其疟也。

连进二服，脉仍不应，逆冷不回，渴饮烦躁，小便不通，粪溏反频，腹或时痛，更进人参白虎汤二帖。躁渴如旧，更用参、术各三钱，茯苓、麦门冬、车前各一钱，北五味、当归各五分。煎服一帖，脉渐隐隐见如蛛丝。予曰：有生意也。仲景论绝脉服药微续者生，脉暴出者死是也。

左手左脚亦略近和，不致冰人。右之手足如旧逆冷，但口尚渴，大便尚溏，一日夜约有十数次，小便不通。予曰：渴而小便不利者，当利其小便。遂以天水散冷水调服。三四剂不应。再以四苓散加车前、山栀，煎服二帖，小便颇通。

但去大便，而小便亦去，不得独利。予曰：小便不利，烦渴未除，盖由内热耗其津液也。大便尚溏者，亦由内热损其阳气，阳气不固而然也。遂用参、术各三钱，茯苓钱半，白芍、车前、门冬各一钱，山栀七分，北五味五分，连进数服，至第九日，逆冷回，脉复见，诸症稍减而向安矣。

【注释】

①房后阴症：房劳后感邪，邪入阴经，出现腹痛、四肢厥逆、脉隐不现等症。陆廷珍在《六因条辨·阴症八难》云："凡人房欲之后，少腹作痛，俗谓之风，其实即阴症也。盖男女交媾，恣情纵欲，此正精气大泄，元海顿空，……致令身中阳气百节弛张，则寒邪乘隙而入也。……故寒邪入之，肝络遂滞，气结不行，以致少腹病痛，痛引阴中，攻及胸脘，口吐涎沫，四肢逆冷，指甲青晦，身如被杖，甚至舌出数寸而死。……实系寒中厥阴为病也。"

【赏析】

患者生活声色犬马，因饮酒后连夜房事而病腹痛。其腹痛难忍，自用备急丸（大黄、干姜、巴豆）峻下攻积，虽利下而腹痛不止。汪石山诊其脉，脉细驰为正虚表现，脾脉弦而滑为痰食阻滞而见内热，故用二陈汤加黄柏、黄芩清热化痰，山楂、神曲消食导滞。服药不效，改用小承气汤轻下热结，除满消痞，大便未下而痛亦不减。复用蜜煎导润下，仍无效。遂用大承气汤峻下热结，大便始下，疼痛减轻但未消失。得下停服大承气汤，以免伤正太过，只煎山楂水主消肉食导滞。第二天，患者觉烦躁呕恶，渴饮凉水，饮后自觉舒适。第三天，患者四肢厥冷，烦躁不宁，汗出，脉皆隐而不现，患者家属怀疑是房后阴症，欲用附子理中汤温补脾肾。汪石山力排众议，指出此"类伤暑之症"，而非阴寒内盛，妄用附子犹抱薪救火，火上浇油。退而求次，改用通脉四逆加猪胆汁汤，有童便、猪胆汁监制附子，不致太过。服药之后，脉仍不应，四肢逆冷，大便溏泄频频，小便不通，腹仍时痛，又进人参白虎汤清热益气养阴，躁渴如旧，又改人参、白术益气健脾，麦门冬、当归养阴和血，五味子益气生津，收敛固涩，茯苓、车前子渗湿利小便。服药一剂，脉象终见起色，脉渐隐隐如蛛丝。而后四肢冷，大便溏、次数多，口渴而小便不利，用天水散（即六一散，组成为滑石、生甘草）利其小便。服后不应改四苓散（猪苓、茯苓、泽泻、白术）、车前子、山栀清热利小便，小便得通。小便通而大便溏，因内热耗阳气，阳气不固所致，故仍用人参、白术益气健脾，白芍、五味子、麦门冬养阴收敛，茯苓、车前子渗湿利小便，山栀清热泻火，服药至第九天，终于取得突破，厥回脉复，病向好转。

从诊病开始到病渐平复，合计十一诊，甚至一日内更数方，一方面体现汪石山医者仁心，对病人不离不弃；另一方面，也体现其高明的医术，对经典著作的熟稔，艺高人胆大，牢牢把握住病情的走势。

案2　气血虚弱腹痛案

一孀人年近五十，病腹痛。初从右手指冷起，渐上至头，则头如冷水浇灌，而腹痛大作，痛则遍身大热，热退则痛亦止，或过食或不食皆痛。每常一年一发，近来二三日一发，远不过六七日，医用四物加柴胡、香附不应；更医用四君加木香、槟榔亦不效；又医用二陈加紫苏、豆蔻；又用七气汤等剂皆不效。

予诊，脉皆微弱，似有似无，或一二至一止，或三五至一止，乃阳气大虚也，以独参五钱，陈皮七分，煎服十余帖而愈。

夫四肢者，诸阳之末；头者，诸阳之会。经曰阳虚则恶寒，又曰一胜则一负。阳虚阴往，乘之则发寒；阴虚阳往，乘之则发热。今指稍逆冷上至于头，则阳负阴胜可知矣。阳负则不能健运，而痛大作。痛作而复热者，物极则反也。及其阴阳气衰，两不相争，则热歇而痛亦息矣。况脾胃多气多血经也。气能生血，气不足则血亦不足。仲景曰血虚气弱，以人参补之。故用独参汤，服而数年之痛遂愈矣。

【赏析】

早在《黄帝内经》之中，就有众多关于腹痛的描述，如："肝病者，两胁下痛引少腹，……"、"肾病者，腹大胫肿，……大腹小腹痛，……"、"厥阴之厥，则少腹肿痛，……"、"病在少腹，腹痛不得大小便，……"等等。而《伤寒论》中论述腹痛条文近三十条，涉及寒、热、虚、实等方面，理法方药俱备，对临床有较好的指导意义。诚如《医学原理》所言："腹痛之症，有寒有热，有食积，有痰饮，有死血，大法在乎分因，详其虚实而疗，必以疏散其窒郁为主。经云：痛则不通，通则不痛是也。"简而言之，就是"不通则痛"或"不荣则痛"。本案患者苦腹痛，初从右手指冷起，渐上至头，而腹痛大作，其后每年固定发作。前医或从血虚治，予四物汤（熟地、当归、川芎、白芍）养血活血，加柴胡、香附行气止痛；或从气虚治，予四君子汤益气健脾，加木香、槟榔行气除满止痛；或从痰治，予二陈汤燥湿化痰，加紫苏、豆蔻行气温中；或从郁治，予七气汤（组成为人参、肉桂、半夏、炙甘草）补中散郁。诸药皆不效。汪石山通过诊脉，断为阳气大虚，采用温阳益气之法，稍佐理气之品，取人参大补元气，陈皮理气除滞，服药十余剂而愈。关于人参的用法，汪石山认为其不独补气，兼有生血之功，故适合于气血亏虚之证，这是石山用药特点之一。

九、痢

案1 气虚下陷痢疾案

一妇年逾五十，病痢半载余。医用四物凉血之剂及香连丸，愈增。胃脘腹中痛甚，里急后重，下痢频并嗳气，亦或咳嗽，遍身烦热。予为诊之，脉皆细弱而数。

曰：此肠胃下久而虚也。医用寒凉，愈助降下之令，病何由安？经云"下者举之，虚者补之"，其治此病之法欤！遂以参、术为君，茯苓、芍药为臣，陈皮、升麻为佐，甘草为使，研末。每服二钱，清米饮调下，一日二次或三次，遂安。

【赏析】

患者病痢疾半年有余，他医治以调血之剂与清热利湿之剂，病皆不减反增。胃脘腹痛乃气虚寒凝，不通则通；里急后重，下痢频并嗳气，乃气虚下陷，脾失健运，清气不升而浊气不降之故。亦或咳嗽，因脾为肺母，母虚而子弱，故见咳嗽。综合上述诸症，石山先生诊断为久病下利而致气虚陷下之证，而遍身烦热，脉细弱而数，当为气虚发热之象。治以补气升清治法，使下陷之中气得升。用药有类补中益气汤。用人参、白术健脾益气升清，茯苓健脾渗湿，芍药缓急，陈皮行气，升麻升提，甘草调和诸药。取药末用清米饮调服，因患者病久体虚，米饮调和胃气，药末缓慢发挥药力，有助患者康复。

案2 脾虚气滞痢疾案

一人八月病滞下，医用调胃承气、大承气汤下之不利，邀予视之。面色萎黄，食少无味，大便不通，惟后重甚痛，脉皆细弱近滑，右脉觉弱。

予曰：此气滞非血滞也。医用硝黄利血，宜其气滞于下而愈不通矣。遂令吞黄连阿胶丸，再用莲子、升麻、白芍、实①、黄芩、枳壳、归身煎服而安。后用白术、人参二两，白芍、陈皮、山楂各一两为末，粥丸，常服调理。

【注释】

①实：全书本无此字。

【赏析】

痢疾又名"肠澼"、"滞下"。此例病者患痢，服承气汤攻下不利。面色萎黄，食少无味，大便不通，后重甚痛，脉细弱而略滑，右脉弱。面色萎黄、食少无味，右脉弱，皆脾气虚弱之象。《医学原理·痢门》曰："如或体倦，自觉气少，恶食，此挟虚症。宜以白术、当归、陈皮，甚者再加人参，使虚回而痢自止。"此证即为虚实夹杂之挟虚证。

石山先生治以先祛邪后补正气。先以黄连阿胶丸清热渗湿理血。《医学原理·痢门》曰："黄连阿胶丸，下痢血。夫痢由湿热而成，法当清热利湿为主，故用黄连清热，茯苓渗湿，阿胶理血。"再以莲子健脾止泻，升麻升提清气，白芍、归身养血活血，黄芩清利湿热，枳壳行气除滞，病情得以缓和。其后以人参、白术补气健脾，白芍养阴理血，陈皮、山楂和胃理气，以粥和丸，善后调理。正所谓"急则治其标，缓则治其本"。

案3 中气下陷痢疾案

予兄年逾六十，苍古素健。九月患滞，予适出外，自用利药三帖，病减。延至十月，后重未除，滞下未止。诊之，脉皆濡散颇缓。

初用人参二钱，归身、升麻、白芍、桃仁、黄芩各一钱，槟榔五分煎服，后重已除。再减桃仁、槟榔，加白术钱半，滞下亦定。惟粪门深入寸许，近后尾闾穴①旁，内生一核如梅，颇觉胀痛不爽。予曰：此因努责，气血下滞于此，耐烦数日，脓溃自安，果如所言。后服槐角丸，痔痛如故，用人参三钱，归、芪、升麻等剂而愈。

【注释】

①尾闾穴：全书本无"穴"字。尾闾，古代传说中海水所归之处（语见《庄

子·秋水》)。此处为经穴名，为长强穴别称。督脉之络穴，位于尾骨尖与肛门中点。

【赏析】

患者年过花甲，平素身体尚可，罹患痢疾，自服攻下药，症状有所缓解，而后重不减。石山先生诊之，脉濡散而缓，为虚脉。认为此证为中气下陷，气坠而后重。《医学原理·痢门》曰："凡后重，乃积与气坠下之故。兼升兼清，宜木香槟榔丸之类。"此证显然为气虚导致气坠下所致。石山先生遂以人参为君补气，升麻升阳止泻，归身、白芍、桃仁补血调血，槟榔调气行滞，黄芩清热燥湿。该方集补气行气，调血活血为一体，亦是治疗痢疾之常法。服药后后重亦除，前方去桃仁、槟榔，加白术健脾燥湿，则痢疾得愈。但因虚坐努责，气血下行凝滞，而生痔疮，胀痛不已，静待数日破溃，服槐角丸疏风清热，凉血活血不效，后仍以补中益气法调治而安。

十、秘 结

案 脾虚气滞秘结案

一妇孀居改嫁，乘轿劳倦，加以忧惧，成婚之际，遂病小腹胀痛，大小便秘结不通。医以硝黄三下之，随通随闭，病增胸膈胃脘胀痛，自汗食少。予为诊之，脉皆濡细近驶，心脉颇大，右脉觉弱。

予曰：此劳倦忧惧伤脾也。盖脾失健运之职，故气滞不行，以致秘结。今用硝、黄，但利血而不能利气。遂用人参二钱，归身钱半，陈皮、枳壳、黄芩各七分，煎服而愈。

【赏析】

《素问·标本病传论》云："小大不利治其标。"患者小腹胀痛，大小便秘结不通，当治其标。然前医治以大黄、芒硝下之，随通随闭，病势有增，知其非正法。综合判断，乃气虚则传导无力，气结则滞而不行。诸脉濡细而心脉颇大，《金匮要略》云："脉大亦为劳"，故其证本是气虚，又兼气滞，方中重用人参为君以补气虚，当归养血润肠，陈皮、枳壳行气导滞，黄芩引经入大肠且制诸药温热。全方补而不滞，故其效非常。《伤寒论》第214条（所引条文据宋版本顺序，下同）言："阳明病，谵语，发潮热，脉滑而疾者，小承气汤主之。因与承气汤一升，腹中转气者，更服一升；若不转气者，勿更与之。明日又不大便，脉反微涩者，里虚也，为难治，不可更与承气汤也。"也揭示了虚证便秘，不可妄用承气剂攻下，否则变生他证，甚至导致病情恶化。

十一、胁　痛

案1　虚实变化胁痛案并邪热伤血痢疾案

予婿王琇，客扬州，病胁痛。医以为虚，用人参、羊肉补之，其痛愈甚。镇江钱医治以龙荟丸，痛减。予闻，冒雪自芜湖徒行至彼。诊之，脉皆弦濡而弱。

曰：脾胃为痛所伤，尚未复也。遂用橘皮枳术丸加黄连、当归，服之而安。

越五年，腹胁复①痛。彼思颇类前病，欲服龙荟丸，未决。予又冲寒陆路至彼，遂亲扶持，不成寐者数晚，诊之脉皆濡弱而缓。

曰：前病属实，今病属虚，非前药可治也。遂以人参为君，芎、归、芍药为臣，香附、陈皮为佐，甘草、山栀为使，煎服十余帖，痛止而食进矣。

又，后十余年，来贺余寿，病滞下，腹痛后重，日夜四五十行。诊之，脉皆濡弱近驶。

曰：此热伤血也。以四物加槟榔、大黄下之，四五行，腹痛稍减，后重不除。仍用前方除大黄，服十余帖，续吞香连丸获安。

三病，予三起之，其劳甚矣。情须丈婿，恩同父子，不知彼以父视我乎？以人视我乎？

【注释】

①复：原本作"挥"，于义不当，兹据全书本改。

【赏析】

此案讲述石山先生治其婿的两次胁痛及一次滞下的经过。第一次其婿病胁痛，脉弦濡而弱，此弦为实脉，濡弱为虚脉，虚实夹杂。他医以为虚证，以人参、羊肉补之，症状加重。又医治以龙荟丸（组成为芦荟、大黄、山栀、龙胆草、当归、川芎、黄连、木香、麝香，姜汤送服；功能清肝泻火），疼痛减轻。《医学原理·胁痛门》曰："龙荟丸，治肝火郁甚而作胁痛。治宜疏泻肝火可也。"然龙荟丸苦寒泻火，却伤脾胃，不宜久服。从脉象弦濡弱分析，有虚实两端，纯用攻邪，恐正气更虚。石山先生治以橘皮枳术丸加黄连、当归治之。橘皮枳术丸，方出《内外伤辨惑论》，由橘皮、枳实、白术组成，用治"老幼元气虚弱，饮食不消，或脏腑不调，心下痞闷"。橘皮、枳实理气，当归活血，白术补脾胃，黄连泻热。疏肝健脾，攻补兼施，方为妥帖，服药后诸症平复。

第二次其婿又病胁痛，患者自觉其病类似五年前所发胁痛，欲用龙荟丸一试。石山先生闻讯，路途遥遥赶来为其诊病。脉濡弱而缓，但不弦，为纯虚无实之脉。胁痛有虚实之辨，当仔细详辨，勿犯虚虚实实之诫。本次发病，多为气血虚弱并气滞而痛，故石山先生以人参、芎、归、芍药补益气血，香附、陈皮疏肝理气，甘草和中，山栀以防药过温燥，全方共奏益气养血，理气止痛之功。《古今医案按》俞震按曰："此人之脉，先后皆濡弱，惟弦与缓不同。而先用清，后用补者，岂以弦为肝火，缓属脾虚耶？然弦而濡弱，亦宜补不宜清矣。"同病而异治，关键在于病机不同，石山先生通过脉象为之区别，足见医术之高明。

十余年后其婿患滞下，腹痛后重，大便次数多，乃邪郁气滞之故，脉濡弱近驶，有虚实夹杂之象。故石山先生治痢，仍循"通因通用"之法，以调血之剂四物汤养血活血，加槟榔理气、大黄攻下除滞，全方共奏调气活血，养血除滞之功，服药症减，后重不除，上方去大黄治之，继服十余剂，余邪未尽，后服香连丸（组成为木香、黄连）清热化湿，行气止痛而愈。

案2 相火亢极胁痛案

黟[①]县丞，年逾五十，京回，两胁肋痛。医用小柴胡汤，痛止。续后复痛，前方不效，请予往治。脉皆弦细而濡，按之不足。

曰：此心肺为酒所伤，脾肾为色所损，两胁胀痛，相火亢极，肝亦自焚。经云"五藏已虚，六藏已极，九候须调者死"。此病之谓欤？果卒。

【注释】

①黟（yī）：县名，古徽州六县之一，位于安徽省南端、黄山风景区西南麓。

【赏析】

本案患者胁痛，脉细而濡，按之不足，可知虽有气滞，而正气受损。前医用小柴胡汤和解少阳，调畅枢机，取效一时。石山先生认为此县丞年过五十，又为酒色所伤，导致心肺脾肾俱损。肾阴不足，虚火上亢；肝阴不足，肝火亢盛而出现两胁肋疼痛。此证五脏皆虚，相火亢极，药物难以发挥作用，患者终至病卒。诚如《素问·宝命全形论》云："凡刺之真，必先治神，五藏已定，九候已备，后乃存针，众脉不见，众凶弗闻，外内相得，无以形先，可玩往来，乃施于人。"《素问·三部九候论》亦云："决死生奈何？……形气相得者生。参伍不调者病。三部九候皆相失者死。……"

本案一方面揭示石山先生医术造诣深厚，决生死，断预后，能准确把握病势走向；另一方面，也再次提示恣意酒色危害之大，竭其精，耗其真，终至无药可医而身故的教训。

十二、鼓　胀

案1　气虚中满鼓胀案

一人年逾四十，春间患胀。医用胃苓汤及雄黄敷贴法，不效。邀予诊视，脉皆缓弱无力。

曰："此气虚中满也，曾通利否？"曰："己下五六次矣。"予曰："病属气虚，医反下之，下多亡阴，是谓诛罚无过也。故脉缓，知其气虚；重按则无，知其阴亡。阳虚阴亡，药难倚仗。八月水土败时，实可忧也。"乃问予曰："今不与药，病不起耶？尝闻胀病脐突不治，肚上青筋不至，吾今无是二者。"予曰："然也。但久伤于药，故且停服。"明日遂归，如期果卒。

【赏析】

《素问·腹中论篇》云："黄帝问曰：有病心腹满，旦食则不能暮食，此为何病？岐伯对曰：名为鼓胀。……帝曰：其时有复发者，何也？岐伯曰：此饮食不节，故时有病也。虽然其病且己，时故当病，气聚于腹也。"《素问·至真要大论》中又提到："诸胀腹大，皆属于热"。《医学原理·肿胀门》进一步解释："……虽然一出于热，但仍有虚实之分，在气在血之异。症因虽多，莫不由中气亏败，运动失常，以致清浊相干，隧道不畅所致。"

此案患者罹患鼓胀，他医以胃苓汤（组成为平胃散合五苓散）燥湿利水；外用雄黄敷贴法，不效。石山先生诊之，脉缓弱无力，为虚脉，断为气虚中满。患者本来气虚，又因服胃苓散通利之剂损伤阴液，外用雄黄敷贴燥热伤阴，最后招致气阴两伤，阴虚阳亡。正如《格致余论·鼓胀论》云："医不察病起于虚，急于作效，街能希赏。病者苦于胀急，喜行利药，以求一时之快。不知宽得一日半日，其肿愈甚，病邪甚矣，真气伤矣。……"古人有"风痨鼓膈"四大难症之说，正治尚且不易，误治更是预后不良。

案 2 妇人鼓胀预后迥异二案

一妇形瘦弱小，脉细濡近驶。又一妇身中材颇肥，脉缓弱无力。俱病鼓胀，大如箕[①]，垂如囊，立则垂坠，遮拦两腿，有碍行步，邀予视之。

曰：腹皮宽缒[②]已定，非药可敛也，惟宜安心寡欲，以保命尔。后皆因产而卒。

或曰：鼓胀如此，何能有孕？予曰：气病而血未病也，产则血亦病矣。阴阳两虚，安得不死？

又一妇瘦长苍白，年余五十，鼓胀如前二人，颇能行立，不耐久远，越十余年无恙。恐由寡居，血无所损，故得久延。

【注释】

①箕（jī）：用竹篾、柳条等制成的清除垃圾的器具。

②宽缒（zhuì）：缒，原指系在绳子上放下去。此处形容腹部皮肤松弛下垂貌。

【赏析】

此两案可对比讨论，前案两妇人皆病鼓胀，体质虽不同，均见"大如箕，垂如囊，立则垂坠，遮拦两腿，有碍行步"，症状较重。后皆因生产，动血而卒。石山先生认为此两妇人，原只是气分病，血分未受损，因此能够妊娠。产子则动血，气血两病，因而卒亡。而后案妇人因寡居，情欲得以节制，且未有生产，血无所损，虽久病而未亡。可知鼓胀病人宜清心寡欲，以保天年。《素问·上古天真论篇第一》曰："今时之人不然也，以酒为浆，以妄为常，醉以入房，以欲竭其精，以耗散其真，不知持满，不时御神，务快其心，逆于生乐，起居无节，故半百而衰也。"无病之人，不谨酒色尚且不能尽其天年，何况患病之人。

《古今医案按·肿胀》录有此案，俞震按曰："此案可以警世。女子如此，则男子有胀病而不绝欲者。岂不速其死耶？"

案 3 湿热内蕴鼓胀案

一人年逾四十，瘦长善饮。诊之，脉皆洪滑。

曰：可治。《脉诀》云腹胀浮大，是出厄也。但湿热大重，宜远酒色，可保终年。遂以香连丸，令日吞三次，每服七八十九。月余良愈。

【赏析】

《格致余论·鼓胀论》："今令七情内伤，六淫外侵，房劳致虚，脾土之阴受伤，转输之官失职，胃虽受谷不能运化，故阳自升阴自降，而成天地不交之否。于斯时也清浊相混，隧道壅塞，气滞浊血瘀郁而为热。热留而久，气化成湿，湿热相生，遂成胀满。经曰鼓胀是也。"此案患者嗜酒，酒能酿湿生热，日久而生鼓胀，脉见洪滑，为湿热之证。石山先生嘱其远酒色，治以香连丸清热利湿，病遂向愈。

此外，李时珍《濒湖脉诀·四言举要》云："……浮大出厄，虚小可惊，胀满脉弦，土制於木，湿热数洪，阴寒迟热，浮为虚满，紧则中实，浮大可治，虚小危极……"从脉象上总结鼓胀病势轻重缓急及预后，与石山先生所言十分切合。

案4　酒色不谨，湿热内蕴鼓胀案

一人年三十余，酒色不谨，腹胀如鼓。医用平胃散、广茂①溃坚汤不效。予为诊之，脉皆浮濡近驶。

曰：此湿热甚也，宜远酒色，庶或可生。彼谓甚畏汤药。予曰丸药亦可。遂以枳术丸加厚朴、黄连、当归、人参、荷叶烧饭丸服，一月果安。

越三月余，不谨腹胀，再为诊之。曰：不可为也。脐突如胀，长二尺余，逾月而卒。脐突寸余者有矣，长余二尺者，亦事之异，故为记之。

【注释】

①广茂：莪术别名。

【赏析】

此案患者因酒色不节而患鼓胀，他医以平胃散（组成为苍术、厚朴、陈皮、甘草，生姜、干枣煎汤送服；功能燥湿运脾，行气和胃）、广茂溃坚汤（组成为广茂、红花、升麻、吴茱萸、生甘草、柴胡、泽泻、神曲、青皮、陈皮、厚朴（生用）、黄芩、黄连、益智仁、草豆蔻仁、当归梢、半夏；功能攻坚除满，活血行气，清热利湿）不效，石山先生诊之，脉浮濡而稍数，断为湿热。以枳术丸加厚朴、黄连、当归、人参治之。此方以枳实、白术、厚朴理气燥湿，以黄连清热燥湿，人参、当归补助气血，荷叶烧饭为丸，取其能升清阳，以助白术健脾益胃。服药一月，病渐平复。后因不谨酒色，"脐突如胀，长二尺余"，病再发而卒。诚如《灵枢·水胀》所言："鼓胀何如？岐伯曰：腹胀，身皆大，大与肤胀等也，色苍黄，腹筋起，此其候也。"不遵医嘱，不节酒色，病至亡故可想而知。在《景岳全书·肿胀·肿胀危候》提到了"肿胀危候"，亦备查其预后："大凡水肿先起于腹，而后散四肢者可治；先起于四肢，而后归于腹者难治。掌肿无纹者死。大便滑泄，水肿不消者死。唇黑，唇肿，齿焦者死。脐肿突出者死。缺盆平者死。阴囊及茎俱肿者死。脉绝，口张，足肿者死。足肿，膝如斗者死。肚上青筋见，泻后腹肿者死。男从身下肿上，女从身上肿下，皆难治。"

十三、淋

案1 气血俱虚石淋案

一人形肥苍白，年五十余，病淋，砂石涩痛。医用五苓或琥珀八正散之类，病益加。邀余往诊。脉皆濡弱而缓近驶。

曰：此气血虚也。经云膀胱者，津液之府，气化出焉。今病气虚，不惟不能运化蒸溽①，而亦气馁不能使之出也。经又云血主濡之。血少则茎中枯涩，水道不利，安得不淋？医用通利，血愈燥，气愈伤矣。遂用大补汤加牛膝，煎服月余，病减。仍服八味丸，除附子，加黄芪，服半月余，遂获安。

【注释】

①蒸溽（rù）：本义为闷热而潮湿，此处指蒸腾雾化。

【赏析】

淋证虽以疼痛为主，但也应分清虚实，明辨疼痛属于"不通则痛"还是"不荣则痛"。患者年过五十，形肥苍白，脉象濡弱，为气血俱虚之候，气虚则水液下行乏力，血虚则茎中枯涩不荣，发为淋痛。他医用五苓散（组成为猪苓、茯苓、泽泻、桂枝、白术；功能化气行水）、琥珀八正散（组成为琥珀、车前子、瞿麦、扁蓄、滑石、山栀子仁、甘草、木通、大黄，灯心煎汤送服；功能清热泻火，利水通淋）等通利之品，耗气伤血，故病情加重。仲景曾有"淋家不可发汗"之论，即是久患淋证，反复缠绵，气血俱虚，即使有表证，也不能用耗气伤血的汗法治疗。

本案病机为气血俱虚，治疗则需益气养血，故用十全大补汤气血双补，加牛膝引气血下行并通利水道。服用月余，气血渐充，再用八味丸补中寓疏，减去温燥的附子，加上补气行水的黄芪，共奏补气养血，利水通淋之功，故巩固而安。治疗上循序渐进，章法井然，充分体现了中医辨证论治的治疗特色。

案 2　脾肺虚弱淋证案

一人年逾三十，神色怯弱。嘉靖八年客外，七月患热淋，诸药不效，至十一月行房方愈。九年正月复作，亦行房而愈。至三月伤寒，咳嗽有痰，兼事烦恼，延至十月少愈，后复作，服芦吸散而愈。但身热不解，因服小便，腹内膨胀，小腹作痛。后又因晚卧，左胁有气触上，痛不能睡，饮食减半，四肢无力。食则腹胀痛或泻，兼胸膈饱闷。口舌干燥，夜卧盗汗。从腰以下常冷，久坐腰痛脚软，手心常热。

诊其左手心脉浮数而滑，肾肝二脉沉弱颇缓，右手肺脉浮虚而驶，脾脉偏弦而驶，命门散弱而驶。第二日再诊，心肝二脉细软，稍不见驶矣。肾脉过于弱，肺脉浮软，亦不见驶。脾脉颇软，命门过浮略坚。

予曰：膀胱者，津液之府，气化出焉。淋者，由气馁不能运化，故津液郁结为热而然也。房后而愈者，则郁结流利而热解矣。三月天日和煦，何得伤寒？多由肺气不足，莫能护卫皮毛，故为风邪所袭，郁热而动其肺，以致痰嗽也。得芦吸散而愈者，以辛温豁散其痰与热也。嗽止、身热不退者，因嗽久肺虚，肺虚则脾弱，脾肺之气不能荣养皮肉，故热作也。经曰形寒饮冷则伤肺，又曰脾胃喜温而恶寒。今服小便之寒凉，宁不愈伤其脾肺耶？是以腹胀作痛，胁气触上，或泻或汗种种诸病，皆由损其脾肺也。而脉时或变易不常者，亦由气血两虚，虚而为盈，难乎有常矣。

遂用参、芪各一钱，茯苓、白术各一钱，归身、牛膝各七分，厚朴、陈皮、木香、甘草各五分，薄桂三分。煎服二十余帖，诸症悉退。

后因解头劳倦，诸症复作。来就予治，脉与前颇同，但不数不驶而已。仍用参、芪各三钱，麦门冬、归身、厚朴、枳实、甘草、黄芩等剂而愈。

【赏析】

患者平时体虚，夏日又在外患热淋，诸药不效，至冬月行房方愈。其一为天人相应，夏日暑热难消，冬日热去寒起，热症得以缓和，其二行房使得下焦湿热有宣泄之处，故病愈。次年复作，亦是行房得愈。至来年三月，乍暖还寒，病伤寒而咳嗽有痰，又心情不佳，迁延至十月，病情稍减，复发以后服芦吸散（组成为款冬花、川贝、肉桂、炙甘草、鹅管石；功能温肺壮阳，化痰定喘，用法：用芦管吸少许，噙化咽之，二日五至七次）而愈。此后，身热不解，又服童便滋阴降火，却导致腹内膨胀，小腹痛，渐至脾肺虚弱，心肝肾不足，气机不畅等一系列变化。究其根本在于脾肺虚弱，故治宜补脾益肺，行气除满，方用异功散化裁，方中人参、黄芪、茯苓、白术、甘草益气健脾补肺，陈皮、厚朴、木香行气除满消胀，归身养血活血，牛膝逐瘀通经，利尿通淋，薄桂引火归源，散寒止痛。方证对应，故服药二十余剂，诸症平复。后病复发，病情大同而小异，故仍用参、芪益气健脾补肺，麦门冬、归身养阴润燥，厚朴、枳实行气消胀除满，黄芩清热，甘草调和诸药，服药而愈。

十四、白 浊

案 脾肾两虚白浊案

一人年逾三十。季夏日午，房后多汗，晚浴又近女色，因患白浊。医用胃苓汤，加右眼作痛。用四[1]物汤入三黄服之，睡醒口愈加苦，又加左膝肿痛。仲冬不药浊止。渐次延至背痛，不能转侧，日轻夜重。嚏则如绳束撮[2]，腰胁痛不可忍，呵气亦应背痛。或时梦遗。次年正月请予诊治。脉皆缓弱无力，左脉缓而略滑。

曰：此脾肾病也。遂以人参、黄芪各二钱，茯、术、归身、麦门冬各一钱，牛膝、神曲、陈皮、黄柏各七分，甘草、五味各五分，煎服三十余帖，仍以龟板、参、芪、黄柏各二两，熟地、山茱萸、枸杞、杜仲、归、茯、牛膝各一两，丸服而愈。

【注释】

①四：原本无此字，据全书本补入。

②撮：全书本作"缚"。

【赏析】

患者房劳过度，损伤脾肾，而患白浊。前医单用胃苓汤利湿，损伤正气；服四物汤加三黄滋阴清热反增口苦，此因患者阴虚之象并不明显，而其中苦寒药寒凉损伤脾胃。仲冬未服药而白浊停止，但病情发展渐至腰背疼痛，难以忍受，腰为肾之府，肾与膀胱相表里，此乃脾肾之气不足，不能温养肾脏；有时梦遗，乃脾肾不足，精关不固所致。脉象缓弱无力，左脉缓而略滑，一派虚象。石山责之于脾肾亏损，故用人参、黄芪补脾固肾，茯苓、白术、神曲、陈皮健脾理中，当归、麦门冬、五味子补血养阴，兼以牛膝、黄柏清利下焦，甘草调和诸药，切中病机，故而渐愈。待病情日渐好转，以人参、黄芪益气培元，熟地、龟板、山茱萸、枸杞、当归填精养血，杜仲温阳补肾，茯苓健脾渗湿，黄柏、牛膝清热活血，补而不滞，培元固本，炼丸服用而收全功。

　　汪石山受理学"存天理，灭人欲"思想影响，反对恣情纵欲，主张日常中保养元气，以固根本。本案体现了汪石山治病求本，培补元气的学术思想。

十五、梦 遗

案 火亢水亏脾肺两虚梦遗吐血案

一人年十九，面白质弱，因作文过劳，梦遗，遂吐血碗许，自是微咳倦弱，后身忽大热，出疹。疹愈，阴囊痒甚，搓擦水流，敷以壁土[①]，囊肿大如盏许。遂去土，以五倍涂少蜜炙为末，敷之遂愈。因感风寒，其嗽尤甚，继以左右胁痛。予诊，脉虚而数，见其畏风寒，呕恶倦动，粪溏，气促。

予曰：此金极似火也。夫心属火而藏神，肾属水而藏志，二经属少阴，而上下相通。今劳思则神不宁而梦，志不宁而遗，遗则水不升而心火独亢也。肝属木而藏血，其象震，震为雷，心火既亢，则同类相应，引动龙雷之火[②]，载血而越出乎上窍矣。肝脉环绕阴器，亦因火扰而痛痒肿胀也。火胜金，故肺金虚而干咳。皮毛为之合，亦为火郁而发疹。大肠为之府，故亦传导失宜而粪溏。然金虚不能平木，故木火愈旺而凌脾，脾虚则呕恶而食减。经曰壮火食气。脾肺之气为壮火所食，故倦于动作而易感风寒也。经言两胁者，阴阳往来之道路也，为火阻碍，则气不利而痛矣。然火有虚有实，有似火而实非火。故经言有者求之，无者求之；虚者责之，实者责之。此治火之大法也。前病之火皆虚，非水湿之可折伏，惟甘温之剂可以祛除。譬之龙雷之火，日出则自潜伏矣。若用苦寒降火，正如雨聚雷烈而火愈炽盛矣。世医治火，不惟不求之有无虚实，专泥《明医杂著》咳嗽吐红皆属阴虚，误服参、芪不救之语，概用滋阴等剂。况此服滋阴药已百余帖，而病反剧，岂可仍以阴虚治之耶？且经言形寒饮冷则伤肺，又谓脾胃喜温而恶寒。今用甘温健其脾，则肺金不虚，而咳嗽气促自愈。肝木有制，而胁痛吐血自除，虚妄之火亦自息矣。

遂用参、芪各四钱，神曲、山楂各七分，白术、贝母、麦门冬各一钱，甘草五分，炒干姜四分。煎服十余帖，脉数减，咳少除，精神稍健。

但后又适新婚，不免耗损真阴，将何以制其虚妄之火耶！盖咳属肺金，数脉属火，咳而脉数，火克金也？冬月水旺而见数脉，亦违时也。大凡病见数脉，多难治疗，病久脉数，尤非所宜。此予所以深为之虑也。

【注释】

①壁土：即东壁土。

②龙雷之火：一说为相火，既为生理之火又为病理之火，以朱丹溪、赵献可为代表，如丹溪认为龙雷之火安位则为生理之火，妄动则为病理之火；一说为真阳、相火，为生理之火，以郑钦安为代表。治法上，丹溪主张滋阴降火，赵献可、郑钦安等主张"以火逐之"，倡温阳之法。

【赏析】

患者年少体弱，加之劳心过度，导致梦遗、吐血。《证治要诀》云梦遗："有用心过度，心肾不摄而遗。"《折肱漫录》进一步指出："梦遗之证，非必尽因色欲过度，大半起于心肾不交，凡人用心太过则火亢，火亢则水不升而心肾不交。士子读书过劳，每有此病"。之后咳嗽，发热，出疹，并见阴囊瘙痒，均为内热所致。热从何来？"诸痛痒疮，皆属于心"。劳倦导致心神不宁，水亏火旺，心火内盛又引动雷龙之火，火热迫血妄行而吐血，火灼肺金则干咳，火热循肝经至阴部则见瘙痒肿胀。火郁皮毛则疹出。劳倦伤脾，脾失健运，大肠传导失司则便溏。木火亢盛而克伐脾土，则呕恶而食减。其病之根本在于"雷龙之火"。有关雷龙之火，前人尚有争论，有言生理之火，有言病理之火，有言生理、病理之火兼而有之。其治法有以滋阴降火为主，有以温阳补肾为主。此处汪石山认为雷龙之火是虚火，宜采用温阳益气之法治疗。汪石山在此处也大力批驳《名医杂著》中的谬误，反对治火不求虚实，一味滋阴降火。此例患者已服滋阴药百余帖，病不见好转，反而加重，头撞南墙为何不知回转呢？故用人参、黄芪、白术、干姜温阳健脾益气，贝母、麦门冬养阴润肺止咳，神曲、山楂消食除滞，甘草清热调和诸药。药后诸症减轻，精神好转。此后，患者新婚，夫妻同房，难免耗伤肾阴，水不制火，加之冬令水旺而见数脉，此逆也，不合天时；况且病久，恐难治矣。此外，对于遗精的治疗，当不拘泥于心肾，从汪石山诸多案例中可见，与脾亦有密切关系。《证治汇补·遗精》曰："五脏各有精，肾则受而藏之，故遗精之病，五脏皆有，不独肾也。"《医宗必读·遗精》总结："若乎五脏各得其职，则精藏而治。苟一脏不得其正，甚者必害心肾之主精者焉……如心病而遗者，必血脉空虚，本纵不收；肺病而遗者，必皮革毛焦，喘息不利；脾病而遗者，色黄肉消，四肢懈惰；肝病而遗者，色青而筋痿；肾病而遗者，色黑而髓空。"

十六、气痛气逆

案1 脾伤气郁气痛案

一妇瘦弱，年四十余。患走气，遍身疼痛，或背胀痛，或两胁抽痛，或一月二三发，发则呕尽所食方快，饮食不进，久伏床枕。医作气治，用流气饮；或作痰治，用丁藿二陈汤，病甚。邀余视之。脉皆细微①而数，右脉尤弱。

曰：此恐孀居忧思，伤脾而气郁也。理宜补脾散郁。以人参三钱，香附、砂仁、黄芩、甘草各五分，黄芪二钱，归身钱半，川芎八分，干姜四分。煎服十余帖，脉之数而弱者稍缓而健，诸痛亦减。仍跟前方，再用人参、黄芪、川芎、香附、山栀、甘草，以神曲糊丸，服之病除。

【注释】

①微：全书本作"弱"。

【赏析】

此为忧思伤脾，气机郁结之证。脾主升清，胃主降浊，二者为人体气机升降之枢纽。若脾气得升，胃气得降，则机体功能可正常运行。气机郁结，郁而不通，不通则痛，故背胀痛、两胁抽痛；气能行血，气郁则血不行，恐有瘀血存内，故身疼痛明显；脾在志为思，脾与胃阴阳相合、升降相因、相互协调，忧思过度，伤及脾胃，脾胃功能失常，故发则呕尽所食、饮食不进；脉细微而数为气郁化火，脾气虚弱之脉象。

前医有从气治，施以流气饮（组成为人参、白术、茯苓、炙甘草、木香、厚朴、青皮、香附、白芷、菖蒲、紫苏、肉桂、槟榔、麦门冬、莪术、草果、半夏、沉香、藿香、木通、木瓜、陈皮、大腹皮、丁香）行气健脾，除满消胀；有从痰治，治以丁藿二陈汤（组成为橘红、半夏、茯苓、甘草、丁香、藿香）温中化痰，和胃降逆，导致病情加重，实为只见其标，未见其本。石山据患者病史及脉证，断为"孀居忧思，伤脾而气郁"，方以人参、黄芪健脾益气，香附、川芎行气解郁，砂仁行气调中，黄芩清热泻火，当归活血化瘀，干姜温中降逆，甘草调和诸药。通观全方，以参芪益气为主，加越鞠丸中香附、川芎、栀子、神曲开郁散结，考虑全面，配伍精良，可使脾气得健，气郁得解，故能取效而病痊。

案 2　气虚上冲气逆案

邑庠司训萧先生，年逾五十，形肥色紫。病气从脐下冲逆而上，睡卧不安，饮食少，精神倦。予为诊之，脉皆浮濡而缓。

曰：气虚也。问曰：丹溪云气从脐下起者，阴①火也。何谓气虚？予曰：难执定论。丹溪又云肥人气虚，脉缓亦气虚。今据形与脉，当作气虚论治。遂以参、芪为君，白术、白芍为臣，归身、熟地为佐，黄柏、甘草、陈皮为使，煎服十余帖，稍安。彼以胸膈不利，陈皮加作七分，气冲上，仍守前方，月余而愈。

【注释】

①阴：全书本作"相"。

【赏析】

此为气虚所致气上冲之证。《景岳全书》有载："肥人多气虚也。何以肥人反多气虚？盖人之形体，骨为君也，肉为臣也。肥人者，柔胜于刚，阴胜于阳也。且肉以血成，总皆阴类，故肥人多有气虚之证。"《伤寒悬解》曰："肥人责浮……盖肥人体厚，脉动在中，故应沉，反此者病。"观此病者，形肥而饮食少，精神倦怠，脉浮濡而缓，属形盛气虚之象，可为诊病之依据。方以人参、黄芪益气为君；白术健脾益气，白芍平肝敛阴，二者合用为臣，可奏平肝健脾之效；归身降逆而使气有所归，熟地配白芍以养肝，二者为佐；甘草益气健脾，陈皮理气健脾，黄柏清热以使全方温补而不燥热，共为使药。

见气从脐下起者，医者多责之于阴火，然汪石山依据患者症状表现，参以脉象，结合形体特点，诊其为气虚之候，体现了中医学整体观念和辨证论治的特点，确可取得良好治疗效果。此外，气上冲者，《伤寒论》诸多条文可见，如桂枝汤证、奔豚证、苓桂术甘汤证等可资参考。

十七、身　麻

案　气虚身麻不省人事案

一妇或时遍身麻痹，则懵不省人事，良久乃苏。医作风治，用乌药顺气散，又用小续命汤，病益甚。邀余诊之，脉皆浮濡缓弱。

曰：此气虚也。麻者，气馁行迟，不能接续也。如人久坐膝屈，气道不利，故伸足起立而麻者是也。心之所养者血，所藏者神。气运不利，血亦罕来，由心失所养而昏懵也。遂用参、芪各二钱，归身、茯苓、门冬各一钱，黄芩、陈皮各七分，甘草五分，煎服而愈。

【赏析】

此虚痹之治也。遍身麻痹，有类风证，医以乌药顺气散（组成为麻黄、陈皮、乌药、白僵蚕、川芎、枳壳、甘草、白芷、桔梗、干姜；功能疏风顺气）治遍身麻痹，小续命汤（组成为麻黄、桂枝、防己、防风、人参、杏仁、川芎、白芍、黄芩、甘草、附子；功能祛风散寒，益气活血）治懵不省人事，将病证分而论之，未得其法，故病益甚。然实则如汪石山所云，气虚故也。气为血之帅，气虚则血行无力，外不能达于肌肤，内不能奉心养神，肌肤失其濡养则周身麻痹，心失所养则昏懵。方中参、芪补元气之虚，归身、麦门冬补阴血之亏，茯苓益气健脾，补后天之本，黄芩监制参芪等，防积温成热，陈皮行气除滞，甘草益气和中，调和诸药，全方共奏益气养血之功。

十八、吐血咳血

案1　内伤脾肾，阴火上炎吐血案

一人年三十余，形瘦神瘁，性急作劳，伤于酒色，仲冬吐血二盂盆，腹胀肠鸣，不喜食饮。医作阴虚治，不应。明年春，又作食积治。更灸中脘、章门，复吐血碗许。灸疮不溃，令食鲜鱼，愈觉不爽。下午微发寒热，不知饥饱。予诊其脉，涩细而弱，右脉尤觉弱而似弦。

曰：此劳倦饮食伤脾也，宜用参、芪、白术、归身、甘草，甘温以养脾；生地、麦门冬、山栀，甘寒以凉血；陈皮、厚朴，辛苦以行滞。随时暄凉^①，加减煎服，久久庶或可安。三年病愈。后往临清^②买卖，复纵酒色，遂大吐血，顿殁^③。

【注释】

①暄凉：暄，暖也。根据时季的暖凉。

②临清：地名，宋朝时属河北东路大名府魏郡，现位于山东省西北部，漳卫河与古运河交汇处。

③殁（mò）：死亡，源自"没"，是死亡的委婉说法。《史记·秦始皇本纪》："其身未殁，诸侯倍叛。"

【赏析】

形瘦神瘁，提示本案患者气血虚。精神憔悴，性格急躁，提示患者肝火偏亢体质。勤于工作、过饮辛热之酒则损伤脾胃，房事过度则伤肾。损伤先天之本（肾）、后天之本（脾），透支身体，耗伤气血，致正气不足。仲冬时节大量吐血，其病机与火有关，《丹溪心法·呕血》："火载血上，错经妄行。"但属于实火还是虚火，还需结合其他症状才能判断。腹胀肠鸣，不喜食饮，均与脾胃相关。脾胃的主要生理功能是消化水谷，脾胃不健运，则不喜饮食；脾主升清，胃主降浊，脾胃受病，则升降失常。《素问·阴阳应象大论》云："清气在下，则生飧泄；浊气在上，则生䐜胀"。患者脾肾两虚，正气不足，故卫气亦不足，下午自然界阳消阴长，气温下降，故微发寒热。

前医作阴虚治，不应，推其原因，盖审因论治，因患者纵欲伤肾，但忽视了患者脾虚不运，滋腻之药补肾阴不但不能滋阴潜阳，反而阻碍脾胃运化。第二年春，又误作食积治，盖予患者消导之剂，愈加损伤脾胃正气。更灸中脘（任脉穴位，胃经募穴，八会穴之腑会，手太阳、少阳、足阳明、任脉之会）、章门（足厥阴肝经穴位，脾经募穴，八会穴之脏会，足厥阴、少阳之会），复吐血碗许。灸疮不溃，令食鲜鱼，愈觉不爽。此等灸法，毫无章法，显得手忙脚乱。外科消托补三法中之托法，为内健脾胃、补肝肾，同时外用灸法，托毒外出，脓溃病愈。庸医处置，先用灸法，内无补益汤药，徒然引动阴火，故吐血；令食鲜鱼，徒增滋腻，阻碍脾胃运化。

脉证合参，本案病机为内伤脾肾，阴火上炎，迫血妄行。治宜首重补脾，兼以滋阴。汪石山处以李东垣补中益气汤去易升动阴火之升麻、柴胡为主；生地、麦门冬、栀子滋阴泻火；厚朴行气，避免过多补益药滋腻碍胃。总之，脾肾并补，补脾为重，兼以补肾。患者并非肾虚不甚，实为脾胃太虚，补肾滋腻药稍多则不能运化。患者病愈，不遵医嘱，复纵酒色，致病复发而亡，所谓"自作孽，不可活"，当为警醒。

案 2 脾虚形瘦咳血不治案

一人年二十余，形瘦色脆，病咳血。医用滋阴降火及清肺之药，延及二年不减。又一医用茯苓补心汤及参苏饮，皆去人参，服之病增。邀予诊之。脉细而数有五至余。

曰：不可为也。或曰：《脉诀》云"四至五至，平和之则"，何谓不可为？予曰：经云"五藏已衰，六府已极，九候须调犹死"是也。且视形症，皆属死候。经曰肉脱热甚者死，嗽而加汗者死，嗽而下泄上喘者死。嗽而左不得眠，肝胀右不得眼，肺胀，俱为死症。今皆犯之，虽饮食不为肌[1]肤，去死近矣。越五日，果卒。凡患虚劳，犯前数症，又或嗽而喉痛声哑不能药，或嗽而肛门发瘘，皆在不救，医者不可不知。

【注释】

①肌：明本作"饥"，不辞，兹据民本、全书本改。

【赏析】

本案患者体型偏瘦，而脾主肌肉，故可知脾胃之弱。前医不察如此虚弱之脾胃，竟用滋腻碍胃之滋阴药及苦寒伤胃之降火药，徒伤胃气。

茯苓补心汤（组成为白茯苓、人参、前胡、半夏、川芎、橘皮、枳壳、紫苏、桔梗、炙甘草、干姜、当归、白芍、熟地黄；功能益气养血，理气豁痰）及参苏饮多化痰伤津之品，且去人参，攻邪多于扶正。患者气血大虚，本应大补气血阴阳，反用攻邪消导之药，虚虚实实，服之病甚，直至不治。

古人云："切而知之谓之巧"，古代医书当中确有不少以脉而决生死的案例，但在临证实践中，还应四诊合参，方不至于偏颇。本案患者，脉诊虽无大异，但出现肉脱热甚、嗽而加汗、嗽而下泄上喘者、不得眠等阴阳离决诸症，且饮食不能充养肌肤，胃气将绝，故曰死。

案3 劳倦伤脾呕血案

一人年三十时，过于勤劳，呕血，彼甚忧惶。予为诊之，脉皆缓弱。

曰：无虑也，由劳倦伤脾耳。遂用参、芪、归、术、陈皮、甘草、麦门冬等，煎服月余而愈。

越十余年，叫号伤气，加以过饱病膈，壅闷有痰，间或咯红噎酸，饮食难化，小便短赤，大便或溏，有时滑泄不止，睡醒口苦，梦多或梦遗。医用胃苓汤，病甚。邀予诊视。脉或前大后小，或驶或缓，或细或大，或弱或弦，并无常度，其细缓弱时常多。

曰：五藏皆受气于脾，脾伤食减，五藏俱无所禀矣。故脉之不常，脾之虚也。药用补脾，庶几允当。遂以参、术为君，茯、芍为臣，陈皮、神曲、贝母为佐，甘草、黄柏为使，服之泻止食进。

后复伤食，前病又作。曰：再用汤药，肠胃习熟，而反见化于药矣，服之何益？今以参苓白术散加肉豆蔻，枣汤调下，累验。又伤于食，改用参术芍苓陈皮丸服，大便即泻。曰：脾虚甚矣，陈皮、砂仁尚不能当，况他消导药乎？惟宜节食，静以守之，勿药可也。

问命脉如何？予曰：孟子云天寿不贰，修身以俟之，所以立命也①。夫寿夭固有定命，而人不可委之于命而不修也。人生于世，如烛在笼、火在灰也。罩以笼，壅以灰，则烛与火可保无虞。人能远色节食，养性存心，使汗不妄泄，精不妄施，数须有修短②，而得以终其修短之数；命须天速，而得以尽其天速之期。苟或反是，譬犹烛之彻笼，且置之雨侧，则东流西缺，无复完物。修者短，短者亦不得以终其命矣。譬如火之失灰，且移之风外，左吹右击，无复全体。寿者夭，夭者不得尽其数矣。故曰君子修之吉，小人悖之凶③。又曰静者寿，动者夭④。又曰自作孽，不可活⑤。又曰祸福无不自己求之者⑥。圣贤叮咛告戒，无非欲人自保其命，不可戕害其命也。脉则气血之征兆，气血和则脉和，气血病则脉病，但可以知其病耳。命则在人，不在于脉也，故曰命在我。

【注释】

①天寿不贰，修身以俟之，所以立命也：出自《孟子·尽心上》，意为不论寿命长短，都不要改变对待天命的态度，只是修身养性，等待天命。

②数须有修短：寿数虽有长短。

③君子修之吉，小人悖之凶：出自《太极图说》，意为君子严格要求自己，处处与礼智仁义相符，以此行事多吉；小人放纵自己，处处与礼智仁义相悖，以故所遇多凶。此处借指要"远色节食，养性存心"，方可气血调和，寿终天年，而不可放纵，以违天和，最终招致早夭。

④静者寿，动者夭：见于唐子西《古砚铭》，《素问·痹论》言"静则神藏，躁则消亡"，《养性延命录》云"静者寿，躁者夭"，其意近似，意为心神安定，静以养神则体健长寿，而心神躁动，精气耗损，则形体过早衰老，甚至亡故。

⑤自作孽，不可活：出自《孟子·离娄上》，意为自己造成灾祸，那是没法存活的。

⑥祸福无不自己求之者：出自《孟子·公孙丑上》，意为祸害或者幸福没有不

是自己找来的。

【赏析】

本案患者由于过于劳碌，劳伤气血，损伤脾胃，导致正气不足，阴火上炎，迫血妄行。缓弱脉亦为虚象。其病机为内伤脾肾，阴火上炎，迫血妄行。汪石山处方仍以李东垣补中益气汤去易升动阴火之升麻、柴胡为主，加麦门冬补肺肾之阴。全方脾肾并补，补脾为重，兼以补肾。

十余年后，患者因叫号伤气，脾胃更虚；加以过饱，痰浊壅盛，本虚标实，虚实夹杂。病膈、壅闷有痰、噫酸、饮食难化、大便或溏、有时滑泄不止，皆为脾虚不运之象。睡醒口苦，为土壅木郁之象。阴火炎上则咯红，灼于下焦则小便短赤，火热扰动精关则梦遗。而胃苓汤行气化痰有余，补脾扶正不足，故用之脾气更虚，痰浊更甚。处方以参、术为君，补脾胃，治本；茯苓、陈皮、神曲、贝母，化痰浊，治标；黄柏潜降阴火、芍药敛阴火，苦酸相配，为之使。

后复伤食，前病又作。石山先生处以参苓白术散加肉豆蔻益气健脾、祛湿止泻，且以枣汤调下，意在温补气血。而后又伤于食，改用参术芍苓陈皮丸服，大便即泻。此时，汪石山发现患者屡屡恣意贪于饮食，不守禁忌，以至于脾气大虚不能运药，故令患者严守禁忌，严格注意饮食，否则无药可救。

最后，石山先生借比喻及先贤名言，再三告诫，不妄劳作，节欲保精，修身养性，颐养天年的重要性，对于当今社会仍有重要的启示意义。

案4　大怒伤脾呕血兼乳痛案

一人五十，形色苍白。性急，语不合，则叫号气喊呕吐。一日，左奶下忽一点痛。后又过劳，恼怒，腹中觉有秽气冲上，即嗽极吐。或亦干咳无痰，甚则呕血，时发如疟。或以疟治，或以痰治，或以气治，药皆不效。予往诊之，脉皆浮细，略弦而駃。

曰：此土虚木旺也。性急多怒，肝火时动。故左奶下痛者，肝气郁也；秽气上冲者，肝火凌脾而逆上也；呕血者，肝被火扰不能藏其血也；咳嗽者，金失所养又受火克而然也；呕吐者，脾虚不能运化，食郁为痰也；寒热者，水火交战也。

兹宜泄肝木之实，补脾土之虚，清肺金之燥，庶几可安。遂以青皮、山栀各七分，白芍、黄芪、麦门冬各一钱，归身、阿胶各七分，甘草、五味各五分，白术钱半，人参三钱。煎服月余，诸症尽释。

【赏析】

形色苍白，提示本案患者气血虚弱，面色不华。性急多怒，提示患者为肝火偏亢体质。语不合，则叫号气喊呕吐，为肝木乘土之象。左乳下一点痛，是因为肝经过胸乳部位，肝气郁结，不通则痛。过劳，即劳倦伤脾。恼怒，易引动阴火。劳倦伤脾，致运化功能不足，升清降浊失常，则腹中觉有秽气冲上、呕吐。阴火上炎损肺，则咳嗽。阴火迫血妄行，则呕血。如疟状发热恶寒，是因为卫气失职，不能御风寒、温肌腠，而卫气亦根于元气，元气之滋生依赖于脾胃水谷精微，脾胃虚弱自然卫气失职发寒热。故本案病机为脾胃虚弱，大怒引动阴火，迫血妄行。庸医或误诊为疟疾，盖用槟榔、草果之类截疟药；或误诊为痰病，盖用二陈汤类化痰；或误诊为郁证，盖用越鞠丸之类疏肝解郁。种种错误皆因不识主证，误判虚实，故不效。

脉细为气血不足之象；阳气浮越，故脉浮；阴火炎上，故脉弦。汪石山处方仍以李东垣补中益气汤去易升动阴火之升麻、柴胡为主；以破气解郁力量较强之青皮易陈皮；栀子泄相火；阿胶、麦冬滋肾阴、潜相火；五味子、白芍收敛相火。全方共奏益气健脾，平肝泻热，养阴降火之功。

案 5 脾气虚咳血案

一人年逾三十，形色清癯，病咳嗽，吐痰或时带红。饮食无味，易感风寒，行步喘促，夜梦纷纭，又有癞疝。医用芩连二陈，或用四物降火，或用清肺，初服俱效，久则不应。邀予诊之。脉皆浮濡无力而缓，右手脾部濡弱颇弦。

曰：此脾病也。脾属土，为肺之母，虚则肺子失养，故发为咳嗽；又肺主皮毛，失养则皮毛疏豁，而风寒易入；又脾为心之子，子虚则窃母气以自养，而母亦虚，故夜梦不安。脾属湿，湿喜下流，故入肝为癞疝，且癞疝不痛而属湿。宜用参、术、茯苓补脾为君；归身、麦门冬、黄芩清肺养心为臣；川芎、陈皮、山楂散郁去湿为佐，煎服累效。后以参四钱，芪三钱，术钱半，茯苓一钱，桂枝一钱，尝服而安。

【赏析】

形色清瘦，提示本案患者气血虚弱。咳嗽，吐痰或时带红，此为主症，病因属火。《灵枢·脉度》云："脾气通于口，脾和则能知五谷矣。"脾虚则食欲不振，饮食无味。脾胃为气血生化之源，后天之本，滋生一身之气，包括卫气，"卫气者，所以温分肉，充皮肤，肥腠理，司开合者也"，卫气虚故易感风寒。气血虚弱，体力衰弱，故行步喘促。脾胃气虚，阴火离位，上扰心神，故夜梦纷纭。脾气虚衰，运化水液之功能不足，则易生痰饮水湿，水湿下流，故有癫疝。综合诸症，咳血之因为脾胃气虚，阴火迫血妄行。

脉无力而缓，为本虚之象；濡为湿象；阳气浮越，故脉浮；阴火离位，肝藏阴火，故右手脾部脉弦。故本案患者病机为脾胃气虚，阴火离位，迫血妄行，兼有痰湿，是为本虚标实。

前医不识主症，误判虚实。误诊为痰火，则用芩连二陈清热化痰；误诊为阴虚火旺，则用四物汤之类养阴降火；误诊为肺热，则用清肺。初服则痰稍去，火微降，但未顾及脾胃根本，故久服则无效。汪石山处方以四君子汤去甘草补脾益气为君；去甘草者，"甘令人中满"，本案患者，痰湿太盛，故去之；归身、麦门冬滋阴补血；黄芩清阴火之标热；川芎、陈皮、山楂合用，全方共奏行气散郁、化湿消积之功。

在临床实际中，外感与内伤往往相兼。外感风寒之人，多有内伤，正气偏虚；内伤之人，也易于外感。《丹溪翁传》云："长沙之书，详于外感，东垣之书，详于内伤，必两尽之，治疾方无所憾。"《寓意草》亦言："今人外感病，兼内伤者多，用药全要分别，如七分外感，三分内伤，则治外感药中，宜用缓剂小剂，及姜枣和中为引，庶无大动正气汗血等累。若七分内伤，三分外感，则用药全以内伤为主，但加入透表药一味，而热服以助药势，则外感自散。"本案患者的调理常服方（参四钱、芪三钱、术钱半、茯苓一钱、桂枝一钱）就是以内伤药为重，而透表药为轻。

案6 脾肾虚弱房劳咳血案

旸源谢大尹，年四十时，房劳，病咳血，头眩脚弱，口气梦遗，或时如冷水滴于身者数点，诣予诊视。脉皆濡缓而弱，独左关沉微，按之不应。

曰：此气虚也。彼谓房劳咳血梦遗皆血病也，左关沉微亦主血病，且闻肥人白人病多气虚，今我形色苍紫，何谓气虚？予曰：初病伤肾。经云肾乃胃之关也。关既失守，胃亦伤矣，故气壅逆，血随气逆而咳也。又，经云二阳之病发心脾，男子少精，女子不月。二阳者，肠胃也。肠胃之病，必延及心脾，故梦遗亦有由于胃气之不固也。左手关部，细而分之，须属肝而主血；概而论之，两①寸俱主上焦而察心肺，两关俱主中焦而察脾胃，两尺俱主下焦而察肝肾，是左关亦可以察脾胃之病也。古人治病，有凭症，有凭脉者，有凭形色者。今当凭症凭脉，而作气虚证②治焉。遂用参、芪各三钱，白术、白芍、归身、麦门冬各一钱，茯神、栀子、酸枣仁各八分，陈皮、甘草各五分煎服。朝服六味地黄丸加黄柏、椿根皮，夜服安神丸，年余而安。

越十余岁，致政归田③。再为诊之，右手三部脉皆隐而不见，身又无病，此亦事之异也。世谓《太素》脉法，片时诊候，能知人终身祸福，岂理也哉？

【注释】

①两：明本作"而"，兹从下文"两关、两尺"，并据民本、全书本改。

②证：明本作"谊"，不辞，据民本改。

③致政归田：指官吏将执政的权柄归还给君主，解除政务职责，辞官退休。《礼记·王制》："五十而爵，六十不亲学，七十致政。"

【赏析】

本案患者因为房事过度，损及肾精。肾主骨，肾精不足，则腿脚软弱无力。肾阴不足，阴虚阳亢，故头眩。肾中相火离位，肾精不固，则梦遗。相火炎上，迫血妄行，故咳血。肾阳不足，则时如冷水滴于身者数点。口中有秽气，提示脾胃虚弱。脉皆濡缓而弱，皆为虚象。病机为脾肾两虚，相火炎上，迫血妄行。汪石山处方仍以李东垣补中益气汤去易升动阴火之升麻、柴胡为主，补脾胃，益元气，潜相火；栀子泻火；白芍、麦门冬补肾阴；茯神、酸枣仁健脾化痰安神。

除汤药外，患者于早晨阳气升发时，服六味地黄丸加黄柏、椿根皮补肾阴、泄相火、收涩肾精；夜服朱砂安神丸镇心安神、潜降相火。

需要说明的是，其一，案中石山先生论述梦遗病机，提到"胃气不固"，并援引《素问·阴阳别论》经文："二阳之病发心脾，有不得隐曲，女子不月；……"并加以阐发，凭症凭脉解释了"房劳咳血梦遗皆血病也"，"肥人白人病多气虚，今我形色苍紫，何谓气虚"的疑虑。《景岳全书·遗精》更进一步揭示了遗精的病机："遗精之证有九：凡有所注恋而梦者，此精为神动也，其因在心。有欲事不遂而梦者，此精失其位也，其因在肾。有值劳倦即遗者，此筋力有不胜，肝脾之气弱也。有因用心思索过度辄遗者，此中气有不足，心脾之虚陷也。……然心主神，肺主气，脾主湿，肝主疏泄，肾主闭藏。则凡此诸病，五脏皆有所主，故治此者，亦当各求所因也。……。"其中也谈到脾胃虚弱所致遗精。其二，脉象的变化不能单纯以一时变化为凭，如平人亦可见"三部脉皆隐而不见"，若非石山先生十余年前给这个患者诊治过，可能会造成误判。正如石山先生在《脉诀刊误·矫世惑脉论》所言："若只凭脉而不问症，未免以寒为热，以表为里，以阴为阳，颠倒错乱，而夭人长寿有矣"，"夫《脉经》一书，拳拳示人以诊法，而开卷入首便言观形察色，彼此参伍，以决死生，可见望闻问切，医之不可缺一，岂得而偏废乎？"石山先生虽然脉诊水平高超，但同样重视其他三诊，这也是他诊断明确，临床疗效高的重要原因之一。

案 7 脾虚肺中伏火反胃吐血案

一人形瘦色悴，年三十余，因劳咳嗽吐血，或自汗痞满。每至早晨嗽甚，吐痰如腐渣乳汁者一二碗，仍复吐尽所食稍定。医用参苏饮及枳缩二陈汤，弥年弗效，众皆危之。邀予诊治。脉皆濡弱近驶。

曰：此脾虚也，宜用参、芪。或曰：久嗽肺有伏火。《杂著》云咳血呕血，肺有火邪，二者禁用参、芪。今病犯之，而用禁药，何耶？予曰：此指肺嗽言也。五脏皆有嗽，今此在脾。丹溪曰脾具坤静之德，而有乾健之运。脾虚不运，则气壅逆，肺为之动而嗽也。故脾所裹之血，胃所藏之食，亦随气逆而呕吐焉。兹用甘温以补之，则脾复其乾健之运。殆必壅者通，逆者顺，肺宁而嗽止，胃安而呕除，血和而循经，又何病之不去哉？遂以参、芪为君，白术、茯苓、麦门冬为臣，陈皮、神曲、归身为佐，甘草、黄芩、干姜为使。煎服旬余遂安。

【赏析】

形瘦色悴，提示本案患者气血虚弱。咳嗽吐血，是主症。过于劳累，是病因。脾胃虚弱，运化水谷失常，水谷不能化生气血，反生痰浊，则痞满、吐痰如腐渣乳汁。脾胃为后天之本，气血生化之源，元气之本，元气虚则肺卫亦虚，卫气虚不能固护津液，则自汗，肺卫虚不能御外寒，故于早晨气温最低时嗽甚。

综合分析，本案病机为脾胃虚弱，痰浊壅盛，阴火迫血妄行。参苏饮及枳缩二陈汤（组成为枳实、砂仁、陈皮、半夏、茯苓、甘草）皆化痰之力偏强，扶正补脾之力偏弱，故用之无效。汪石山以参、芪、白术、茯苓、陈皮、神曲、干姜、甘草健运脾胃；麦门冬、归身滋阴降火；黄芩清火。纵观本方，扶正为主，健脾以化痰，兼以降火。药证相合，故取效迅捷。

案8　肺肾阴虚咯血案

一人形色颇实，年四十余。病嗽咯血而喘，不能伏枕。医用参苏饮、清肺饮，皆不效。予诊之，脉皆浮而近驶。

曰：此酒热伤肺也。令嚼太平丸六七粒，其嗽若失。

【赏析】

本案患者主症为咯血而喘，病位在肺。且不能睡卧，说明肺有痰饮。参苏饮为扶正解表，补脾益气化痰，解表散寒之方剂，但用之不效。后又改为《仁斋直指方论》清肺饮（组成为前胡、荆芥、炙甘草、炒桑白皮、制枳壳、知母、炒贝母、薄荷、赤茯苓、桔梗、紫苏、炒阿胶、杏仁、天门冬）清热理气，补肺化痰，亦无效。

前医处方无效之原因在于化痰散寒解表为重，补肾力量偏弱。本案病机为肺肾阴虚，痰浊壅盛，虚火灼肺，肺络受损。故用《十药神书》太平丸（组成为天门冬、麦门冬、知母、贝母、款冬花、杏仁、当归、地黄、黄连、阿胶珠、蒲黄、京墨、桔梗、薄荷、白蜜、麝香）补肺肾之阴，清热化痰，宁络止血，养肺止嗽，效如桴鼓。

案9　邪伏阴分肺痿咯脓血案

村庄一妇，年五十余。久嗽，咯脓血，日轻夜重。诣予①诊视，脉皆细濡而滑。

曰："此肺痿也，曾服何药？"出示其方，非人参清肺散，乃知母茯苓汤也。二药皆犯人参、半夏，一助肺中伏火，一燥肺之津润，故病益加。为处一方：天麦门冬、阿胶、贝母为君，知母、生地、紫菀、山栀为臣，桑白皮、马兜铃为佐，款冬花、归身、甜葶苈、桔梗、甘草为使。煎服五帖遂安。

【注释】

①予：原本脱落，兹据全书本补。

【赏析】

本案患者主症为久嗽，咯脓血，病位在肺。咯脓血，为肺痈。《金匮要略·肺痿肺痈咳嗽上气病脉证并治》曰："咳而胸满振寒，脉数，咽干不渴，时出浊唾腥臭，久久吐脓如米粥者，为肺痈。"《素问·至真要大论》云："诸痛痒疮，皆属于心。"本案病因属火热病邪。因病久失治，火热病邪蚕食正气，灼伤阴津，则阴虚内伤；正气虚弱，邪入于脏，深伏阴分。阴虚兼邪伏阴分，故日轻夜重。本案病机为温病后期，邪伏阴分，伤阴损络。

前医所用之《丹溪心法》人参清肺散（组成为人参、陈皮、半夏、桔梗、麦门冬、五味子、茯苓、甘草、桑白皮、知母、地骨皮、枳壳、贝母、杏仁、款冬花、黄连；功能益气清热化痰）与《宣明论方》知母茯苓汤（组成为茯苓、甘草、知母、五味子、人参、薄荷、半夏、柴胡、白术、款冬花、桔梗、麦门冬、黄芩、川芎、阿胶；功能益气养阴，清热化痰），皆清热化痰有余，补阴不足。

故汪石山在《丹溪心法》人参清肺散与《宣明论方》知母茯苓汤基础上略有加减，即去性温助火之人参，易温燥化痰之二陈汤为性凉之化痰药如葶苈子、马兜铃；加天门冬、麦门冬、阿胶、当归滋阴补血、扶正祛邪；加生地凉血滋阴；加栀子泄热毒从小便而出。本方以滋阴清肺化痰为主，少佐温性之紫菀、款冬花防止过于寒凉、冰伏邪气，与银翘散中大量的辛凉药物佐以少量之荆芥、淡豆豉有异曲同工之妙。

案 10　伤寒咳痰血案

一人年逾三十，形近肥，色淡紫。冬月感寒咳嗽，痰有血丝，头眩体倦。医作伤寒发散，不愈。更医，用四物加黄柏、知母，益加身热自汗，胸膈痞闷，大便滑泻，饮食不进，夜不安寝。诣予诊治，右脉洪缓无力，左脉缓小而弱。

曰：此气虚也。彼谓痰中有红，或咯黑痰者，皆血病也，古人云黑人气实，今我形色近黑，何谓气虚？予曰：古人治病，有凭色者，有凭脉者。丹溪云脉缓无力者，气虚也。今脉皆缓弱，故知为气虚矣。气宜温补，反用寒凉，阳宜升举，反用降下，又加以发散，则阳气之存也几稀。遂用参、芪各四钱，茯苓、白芍、麦门冬各一钱，归身八分，黄芩、陈皮、神曲各七分，苍术、甘草各五分，中间虽稍有加减，不过兼以行滞散郁而已。煎服百帖而安。

【赏析】

患者形体近肥，说明痰湿体质；色淡紫，提示有瘀血。患者因冬月外感寒邪而咳嗽。痰有血丝，为虚火灼肺，损伤肺络。头眩体倦，为气虚不能营养清窍。前医作伤寒发散，不愈，推其原因，大概扶正益气不足，正气不足，不足以祛邪外出。后又更医，用四物加黄柏、知母，滋腻苦寒药物损伤脾胃，致运化失常，不能升清降浊，故饮食不进，胸膈痞闷，大便滑泻。阳越于上，故身热自汗，夜不安寝。本案病因病机为素有痰湿，外感风寒，气阴两虚，虚火灼肺损络。《丹溪心法·中寒》云："从补中益气汤中加发散药，属内伤者十居八九。其法，邪之所凑，其气必虚，只用前汤中，从所见之证，出入加减。必先用参芪托住正气。"故汪石山以李东垣补中益气汤去易升动阴火之升麻、柴胡为主，加茯苓、苍术祛痰湿；白芍、麦门冬滋阴降火；神曲健脾和胃，消食化积。

乍看本案处方，似乎无发散风寒之药，非也。苍术功能燥湿健脾，祛风散寒。

陈嘉谟《本草蒙筌》："术虽二种，补脾燥湿，功用皆同。但白者补性多，且有敛汗之效；苍者治性多，惟专发汗之能。"邓铁涛教授曾治一自汗盗汗患儿，疏玉屏风散，后因药房缺白术，恰逢邓铁涛教授不在，另一医建议用苍术代替，结果大汗淋漓。

本案处方特点为扶正祛邪，扶正为主，散寒为辅，气阴双补，补气为重。

案11 夹色咯血案

一人形色苍白，年三十余，咳嗽，咯血，声哑，夜热自汗。邀予诊视，脉皆细濡近驶。

曰：此得之色欲也。遂以四物加麦门冬、紫菀、阿胶、黄柏、知母。煎服三十余帖，诸症悉减。

又觉胸腹痞满，恶心畏食，或时粪溏。诊之，脉皆缓弱，无复驶矣。

曰：今阴虚之病已退，再用甘温养其脾胃，则病根去矣。遂以四君子汤，加神曲、陈皮、麦门冬。服十余帖病安，视前尤健。

【赏析】

患者形色苍白，提示气血亏虚。咳嗽咯血，是主症，病位在肺。声哑，《类证治裁》云："肺为音所自出，而肾为之根，以肺通会厌，而肾脉挟舌本也。夫金空则鸣，失音一症，亦如金实则喑，金碎则哑，必辨其虚实。……《医通》曰：失音大都不越于肺，须分暴喑久喑。暴喑多是寒包热邪……久病失音，气虚挟痰，宜滋肺肾之化源。"夜热盗汗，阴虚内热者有之，口鼻吸入温热戾气者亦有之。脉细，主血虚；濡主痰；近驶，言其速也，即数脉，主热象。综上，本案之病因不外乎阴虚和吸入温热戾气两大病因，但究竟为何，仅凭以上症状难以断定。汪石山曰此病得之色欲也，为本案之关键。此病因必为病家所告，望、闻、切诊皆难以断定伤于色欲之病因。周公亮《书影》云："不告医者以得病之由，令其暗中摸索，取死之道也。"结合病因及四诊资料，方可断定病机为肾阴亏虚，日久伤肺，阴虚火旺，损伤肺络。故汪石山治以四物加麦门冬、阿胶滋阴补血，大补肺肾之阴；黄柏、知母潜降龙雷之火；紫菀苦温，宣肺化痰。

三十余帖后，诸症悉减。但又多出痞满、恶心、不欲食、便溏等症状。原因是前方重在滋阴降火，难免滋腻碍胃、苦寒伤脾，以至于运化失常，升清降浊失常。患者脉皆缓弱、无复驶，为阴虚已退之象。故以四君子汤加神曲、陈皮健运脾胃为主，稍加麦门冬滋肺肾之阴。脾胃健运，升降复常，故病愈症清。

案12　咳嗽恶候不治案

一人年逾三十，形瘦色脆。过于房劳，病怠惰嗜卧，食后腹痛多痰，觉自胃中而上，又吐酸水，肺气不清，声音不亮。已更数医，或用补阴消导等剂。邀予诊治，脉皆细濡无力，约有七至。问曰："热乎？"曰："不觉。"曰："嗽乎？""夜间数声而已。"曰："大便何如？""近来带溏，粪门旁生一疖，今已溃脓，未收口耳。"曰："最苦者何？""夜卧不安，四肢无力而已。"予思脉病不应。

夫数脉主热，今觉不热，乃内蒸骨髓欤？或正气已极，无复能作热欤？据症，似难起矣。何也？虚劳粪门生疖，必成瘘疮，脉不数者，尚不可为，况脉热乎！盖肺为吸门司上，大肠为肛门司下，肺与大肠府藏相通，况肺为气主，气阳当升，虚则下陷，所谓物极则反也。今病内热燔灼，肺气久伤，故下陷肛门而生疖瘘，肺伤极矣，非药能济。予遂告归。月余果卒。故凡虚劳之病，或久泄，或左或右，一边不得眠者，法皆不治也。

【赏析】

本案患者不节房事，感邪而见腹痛，咳嗽咯痰，气息低微，吐酸及怠惰嗜卧，此气虚之象。前医或用补阴，或用消导等皆无效。石山先生接诊后，也发现其人脉症不应，脉数而不觉热，大便溏而肛门旁生疖肿，夜卧不安，四肢无力，颇费思量。

患者肛门旁痈溃不收口，为气血亏虚所致。食后腹痛多痰吐酸，怠惰嗜卧，四肢无力，为脾胃虚弱，元气大衰之故。夜卧不安，为阳不入阴，阴阳离决之象。面色和脉象皆气血大虚之象。综上，邪盛正虚，预后较差，故患者月余而卒。

《外科枢要·论疮疡五善七恶主治》云："疮疡之症，有五善，有七恶。……恶者：乃五脏亏损之症，多因元气虚弱，或因脓水出多，气血亏损；或因汗下失宜，荣卫消烁；或因寒凉克伐，气血不足；或因峻厉之剂，胃气受伤，以致真气虚而邪气实，外似有余而内实不足，法当纯补胃气，多有可生。……若大渴发热，或泄泻淋闭者，邪火内淫，一恶也。……脓血既泄，肿毒尤甚，脓色败臭者，胃气虚而火盛，二恶也。……目视不正，黑睛紧小，白睛青赤，瞳子上视者，肝肾阴虚而目系急，三恶也。……喘粗气短，恍惚嗜卧者，脾肺虚火，四恶也。……肩背不便，四肢沉重者，脾胃亏损，五恶也。……不能下食，服药而呕，食不知味者，胃气虚弱，六恶也。……声嘶色败，唇鼻青赤，面目四肢浮肿者，脾肺俱虚，七恶也。……此外更有溃后发热，恶寒作渴；或怔忡惊悸，寤寐不宁。……恶症也。”故疮疡见以上恶候，多预后不佳，可资临床借鉴。

十九、瘀　血

案　脾虚内热之呕瘀血案

一人年十五，色黄悴。十二月间，忽呕瘀血一二碗，随止。当请小儿科丁氏调治，肌体尚弱，常觉头晕。近乎三月间，天热行路，出汗逾日，又少费力颇倦，日仄[①]顿然昏晕，不省人事，手足扰乱，颠倒错乱，将一时久方定。次日亦然。续后每日午时前后，如期发一次。近来渐早，自辰至午，连发二次，渐至三四次，比前稍轻。发时自下焦热，上至胸壅塞，则昏晕良久方苏，始疑是疟和痫。医云火动，又云痰症，用牛黄丸以竹沥、姜汁磨服二次，共四丸，又与煎药多清痰火之剂。服后，每日只发一次。止则汗多，口干，食少，身热时多，凉时少。

予脉之，皆浮虚洪数，不任寻按，坐起则觉略小，亦不甚数。脉书曰数脉所主为热，其症为虚。三日后再诊，左脉小而滑，右脉大而滑，独肺部浮软，按之似蛰蛰[②]有声。与昨脉不同者，虚之故也。

夫阳气者，清纯冲和之气也。或劳动过度，或酒食过伤，则扰动其阳，变而为邪热矣。然脾胃以阳气为主，阳变为热，血必沸腾而越出于上矣。昏晕者，由热熏灼，故神昏运倒而类风也。风之旋转运动，与火相类。每觉下焦热上，胸膈壅塞而即发者，脾脉从足入腹至胸，今下焦热上，乃脾火也。然胸膈，心肺之分，为阳之位。清阳居上，今邪热扰之，则阳不得畅达，而心肺之神魄不免为之而昏乱矣。况五藏皆赖胃气以培养，胃受火邪则五藏皆无所禀，而所藏之神亦无所依，故肺之魄，心之神，肝之魂，脾之意，肾之志，安得不随之溃乱躁扰而昏瞀[③]耶？多发于午前后者，乃阳气所主之时。阳为邪扰，不能用事，故每至其时而辄发也。且汗多津液泄，口干津液少，医用牛黄、朱砂、琥珀、南星、半夏等而复燥之，是愈益其燥，故暂止而复发，不能拔去其病根也。

因取参、芪各二钱半，远志、山楂、川芎、黄芩各七分，天麻、茯神、麦门冬各一钱，甘草、陈皮各五分，归身八分，白术一钱半，煎服十余帖，而病不复发矣。

【注释】

①日昃（zè）：昃，意为倾斜。日昃，即太阳偏西。《管子·白心》："日极则昃，月满则亏。"原本作"夜"，于义不属，兹据全书本改。

②蛰蛰（zhí zhí）：众多貌。《诗·周南·螽斯》："螽斯羽，揖揖兮，宜尔子孙，蛰蛰兮。"

③昏瞀（mào）：昏沉，神志昏乱。

【赏析】

患者色黄悴，突然呕瘀血，虽自止，然气血已伤。其后出现头晕，汗出，倦怠，甚至突然晕倒，近来更增加下焦热，上至胸壅塞，昏晕较长时间才苏醒。因其每日固定时间发作，疑似疟病；因其发作昏晕，又能自行苏醒，又疑似痫病。前医认为火热兼痰，故用牛黄丸清热燥湿化痰开窍，用竹沥、姜汁磨服，一寒一温豁痰利窍，此外又煎服清痰泻火之剂。服药后发作次数减少，病似减轻，停药则汗多，口干，食少，身热多，病不能痊愈。延请汪石山诊后，脉虚洪数，不任寻按，乃体虚之故。三日再诊脉，脉虽有变，但病属虚证无疑。

脾胃为后天之本，气血生化之源。劳倦或酒食所伤，则清阳被扰，化为邪热，此李东垣内伤阴火之说。李东垣云："肾间受脾胃下流之湿气，闭塞其下，致阴火上冲，作蒸蒸而躁热。"又云："脾胃之气不足，而反下行，极则冲脉之火逆而上。"此处为气虚下陷而致气郁生热，兼有气血不足。此热非实热，且汗多津泄，口干津少，复用牛黄、朱砂、琥珀、南星、半夏等或寒或温，清热安神、燥湿化痰等，然药多燥而伤津，病情某些方面有所改善，但终究病不能除。治疗上亦遵东垣"甘温除热"之法，并稍佐清热之品。东垣言："……惟当以甘温之剂，补其中，升其阳，甘寒以泻其火则愈。《内经》曰：劳者温之，损者温之。盖温能除大热，大忌苦寒之药泻胃土耳，今立补中益气汤。"遂用人参、黄芪、白术益气健脾，天麻定眩，远志、茯神、麦门冬、归身养血安神，陈皮、川芎、山楂理气消滞，黄芩清热，全方共奏益气健脾，养血安神，清热消滞之功。药证相符，故服药十余剂而病愈。

附：血证论治

凡由多种原因引起火热熏灼或气虚不摄，致使血液不循常道，或上溢于口鼻诸窍，或下泄于前后二阴，或渗出于肌肤所形成的疾患，统称为血证。

《灵枢·百病始生》云："阳络伤则血外溢，血外溢则衄血，阴络伤则血内溢，血内溢则后血。"《素问·阴阳别论篇》云："结阴者，便血一升，再结二升，三结三升。"《素问·大奇论》云："脉至而搏，血衄身热者死。"《黄帝内经》对血溢、血泄、衄血、咳血、呕血、溺血、溲血、便血等病证作了记载，并对引起出血的原因及部分血证的预后有所论述。汪石山认为失血急需培补气血，以温补立法，稍佐清热之品，临证重用人参、白术、黄芪等。涉及病证有鼻衄、吐血、咳血、咯血、呕血、便血等，常用方剂有四君子汤、异功散、八珍汤、补中益气汤、四物汤、参苓白术散等，常用药物有人参、黄芪、白术、茯苓、当归、麦门冬、白芍、生地、川芎、黄芩、栀子、陈皮、山楂、甘草等。

汪石山治疗血证，注意患者病因，如饮食劳倦、伤于酒色、肝郁气逆等，治疗上尤其重视后天脾胃。他认为"五藏皆受气于脾，脾伤食减，五藏俱无所禀矣。故脉之不常，脾之虚也。"故立补脾养血之法，兼以行气通滞。重用参、芪、术等益气健脾生血，加当归、生地、白芍、麦门冬等滋阴养血，陈皮、枳壳、厚朴、山楂、神曲等理气行滞，佐以黄芩、栀子等防温燥太过，积温生热。若肝郁脾虚，则补脾之余，柔肝为主，稍佐疏肝行气。汪石山还十分重视脉诊，对于血证诊疗中"脉濡弱近驶""略弦而驶"的脉象多从益气健脾考虑。脾为后天之本、气血生化之源，且脾主统血，健脾补气可以增强脾统血的功能，防止血外溢，亦可增强脾的运化功能，以补气生血。此为石山先生重视补脾健脾的理论依据所在。

《先醒斋医学广笔记·吐血》："吐血三要法：宜行血不宜止血。血不行经络者，气逆上壅也，行血则血循经络，不止自止。止之则血凝，血凝则发热恶食，病日瘤矣。宜补肝不宜伐肝。经曰：五脏者，藏精气而不泻者也。肝为将军之官，主藏血。吐血者，肝失其职也。养肝则肝气平而血有所归，伐之肝虚不能藏血，血愈不止矣。宜降气不宜降火。气有余便是火，气降即火降，火降则气不上升，血随气行，无溢出上窍之虞矣。降火必用寒凉之剂，反伤胃气，胃气伤则脾不能统血，血愈不能归经矣。"汪石山治疗血证，深得其中三昧。

二十、消　渴

案　气阴两虚脾瘅案

一妇年三十逾，常患消渴，善饥脚弱，冬亦不寒，小便白浊，浮于上者如油。予诊脉，皆细弱而缓，右脉尤弱。

曰：此脾瘅也。宜用甘温助脾，甘寒润燥。方用参、芪各钱半，麦门冬、白术各一钱，白芍、天花粉各八分，黄柏、知母各七分，煎服。病除后，口味不谨，前病复作，不救。

【赏析】

《丹溪心法·消渴》云"消渴，养肺、降火、生血为主，分上中下治。……热蓄于中，脾虚受之，伏阳蒸胃，消谷善饥，饮食倍常，不生肌肉，此不甚烦，但欲饮冷，小便数而甜，病属中焦，谓之'消中'；热伏于下，肾虚受之，腿膝，骨节酸疼，精走髓空，引水自救，此渴水饮不多，随即溺下，小便多而浊，病属下焦，谓之'消肾'。"

本案患者之主症，善饥，脚弱，小便白浊，为中消兼下消。故应中下焦兼治。方中参、芪、白术益气健运脾胃；麦门冬、白芍、天花粉养阴生津；黄柏、知母潜降龙雷之火。全方共奏益气养阴清热之功。其后患者不节饮食，前病复发，终至不救。

消渴一病，常见于现代糖尿病，控制饮食和运动是最基本治疗手段。饮食控制不佳，即便有诸多降糖药物，血糖也控制不好，病情亦会逐渐加重，并发症出现几率大大增加。囿于当时条件，能认识到控制饮食的重要性，也是难能可贵。

二十一、阳　虚

案　伤寒阳虚似阴虚案

一人年逾三十，神色清减，初因伤寒过汗，是后两足时冷，身多恶寒，食则易饥，日见消瘦，梦遗甚频，筋骨疼痛，久伏床枕，不出门户。医用滋阴降火不效。予视，左脉浮虚而缓，右脉浮弦而缓，此阳虚也。病者言易饥善食，梦遗甚频，似属阴虚，若作阳虚而用参、芪，恐增病矣。予故为之备论其病。

古人谓脉数而无力者，阴虚也；脉缓而无力者，阳虚也。今脉皆浮虚弦缓，则脉为阳虚可知矣[①]。参[②]症论之，病属阴虚，阴虚则发热，午后属阴，当为午后则遍身发热，恶热，揭胸露手，蒸蒸热闷而烦躁也。今患并无是症，何得认作阴虚？夫阳虚则恶寒，虽天暖日和，犹恐出门，怕寒恶风。今患两足时冷，身多畏寒，皆阳虚之验矣。又被汗多亡阳，非阳虚而何？今日食则易饥，非阴虚火动也。盖脾胃以气为主，气属阳，脾胃之阳已虚，又被苦寒属阴之药以泻其阳，则阳愈虚而内空竭，须借谷气以扶助之，故易饥而欲食，食亦不生肌肉也。经曰饮食自倍，肠胃乃伤，又曰饮食不为肌肤，其此之谓欤。梦遗亦非特阴虚。经曰阳气者，精则养神，柔则养筋。今阳既虚，则阳之精气不能养神，而心藏神，神失所养，则飘荡飞扬而多梦矣；阳之柔气不能养筋，而肝主筋以藏魂，筋失所养，则遍身筋骨为之疼痛。魂亦不藏，故梦寐欠安，何得而不遗乎？经曰气固形实。阳虚则不能固，而精门失守，此遗之所以频而不禁也。

经曰肾者，胃之关也。今若助阳以使其固，养胃以守其关，不患遗之不止矣。遂用参、芪各二钱，白术一钱，甘草五分，枳实、香附、山楂、韭子各五分，煎服半年，随时令寒暄升降雨易其佐使，调理而安。

【注释】

① 矣：原本前有一"参"字，衍文，兹据全书本删。

②参：原本作"以"，兹据全书本改。

【赏析】

八纲辨证以"阴阳、表里、寒热、虚实"为纲，其中阴阳为其总纲。辨阴阳，就是明确病性，使法有所依，方有所出；方向一错，南辕北辙，大误也。循常理而辨，"阳盛则热，阴盛则寒""阳虚则寒，阴虚则热"，但临床上病情错综复杂，又有"真寒假热""真热假寒"之辨。本案患者食则易饥，日见消瘦，梦遗甚频，状似阴虚火旺。然前医用滋阴降火不效，是忽视了一些重要症状，落入了治疗惯例的窠臼之中。以脉论之，此处浮虚弦缓，属缓而无力，而非数而无力，是阳虚也；以症别之，天暖日和，犹恐出门，恶寒恶风，当是阳虚。脾胃气虚，又被苦寒药所劫，须借助谷气以养，但食不生肌肉而日见消瘦。梦遗作阴虚火旺治，此常例也。此处为阳虚，既有脾虚失养，累及心神浮越，多梦而心神不宁，又有阳虚导致精关不固，而见遗泄。究其根源，恐与患者先天禀赋不足有关。正如《景岳全书·杂证谟·遗精》云："有素禀不足，而精易滑者，此先天之气单薄也。"加之病后调摄失宜，故病情较重。治用人参、黄芪、白术益气健脾，韭子补益肝肾，壮阳固精，枳实、香附行气止痛，山楂消食除滞，甘草调和诸药，随季节气候变化加减用药，服药半年，病愈得安。

二十二、五 志

书曰：五志过为病，非药可治，须以情胜。古今方书多略而不言，遇有此疾，无例可推。因搜求前贤治例，著之于后，以示将来者焉。

如怒伤肝，肝属木，怒则气并于肝，而脾土受邪，木太过则肝亦自病；喜伤心，心属火，喜则气并于心，而肺金受邪，火太过则心亦自病；悲伤肺，肺属金，悲则气并于肺，而肝木受邪，金太过则肺亦自病；恐伤肾，肾属水，恐则气并于肾，而心火受邪，水太过则肾亦自病；思伤脾，脾属土，思则气并于脾，而肾水受邪，土太过则脾亦自病。寒伤形，形属阴，寒胜血则阳受邪，寒太过则阴亦自病；热伤气，气属阳，热胜寒则阴受病，热太过则阳亦自病。

凡此数者，更相为治。故悲可以治怒，以怆恻苦楚之言感之；喜可以治悲，以谑浪亵狎之言戏之；恐可以治喜，以逼遽死亡之言怖之；怒可以治思，以污辱欺罔之言触之；思可以治恐，以虑彼忘此之言夺之。凡此五者，必诡谲怪诈，无所不至，然后可以动人耳目，易人视听，若胸中无材器之人亦不能用此法也。热可以治寒，寒可以治热，逸可以治劳，习可以治惊。经曰惊者平之。夫惊以其忽然而遇之也，使习见习闻，则不惊矣。惟劳则气耗，恐则气夺者，为难治。喜者少病，百脉舒和之故也。

【赏析】

此处为石山先生从前人处摘录，记载五志过极，情志为病的病因病机、治法等。治疗原则多从五志归属五脏，情志相胜入手，治疗手段多以言语为主。保持良好的心态，特别是舒缓愉悦的心态，是防治此类疾病重要的方面。

（一）喜

案　恐胜喜案

一人因喜成病，庄医切脉，为之失声，佯曰"吾取药去。"数日更不来。病者悲泣，辞家人曰："处世不久矣。"庄知其将愈，慰之。诘其故，引《素问》"惧胜喜"。可谓得玄关者也。

【赏析】

患者因喜得病，医者切脉后，故作悲叹之状，还假装告知患者自己要回去取药，结果数日不返。患者见此情形，以为得了不治之症，终日悲痛哭泣不已，辞别家人说："命不久矣。"患者病情发展到此，医者知道他的病就快好了，就去安慰他。患者问医者其中的缘故，答以"惧胜喜"之故。此情志相胜之法，利用了五脏五行生克的原理。所谓"心病还需心药治"，此为前人治疗情志病的典型案例，石山特记录于此，以资参考。

（二）舌出

案　产后舌出案

一妇因产，舌出不能收。医以朱砂敷其舌，仍命作产子状，令以两女子掖之，乃于壁外潜累盆碗危处，堕地以作声，声闻而舌收矣。

夫舌乃心之苗，此必产难而惊，心火不宁，故舌因用力而出也。今以朱砂以镇其心火，又使倏闻异声以恐下。经曰恐则气下，故以恐胜之也。

【赏析】

心开窍于舌，舌为心之苗。患者因生产而舌不收，乃产难受惊，心火不宁，热则纵驰不收，则舌出而不能缩回。朱砂，味甘性微寒，独入心经，《神农本草经》言其"养精神，安魂魄"，清心经实火的同时又能镇惊安神，为清心、镇惊安神的要药。医以朱砂敷患者舌，意在降心火而安神定惊；同时患者仍作产子状，并让两女子将患者扶持住，在墙外砸盆碗以作声响，使患者受到惊吓。恐则气下，加之朱砂之功效，火消气下而舌收，病情痊愈。

（三）忧

案1　忧思成疾案

昔贵人有疾，天方不雨，更医十数罔效。最后一医至，脉已，则以指计甲子，曰："某夕天必雨。"竟出。贵人疑曰："岂谓吾疾不可为耶？何言雨而不及药我也？"已而夕果雨，贵人喜起而行乎庭，达旦，疾若脱去。

明日，后至之医得谒，贵人喜且问曰："先生前日言雨，今得雨而瘳，何也"医对曰："君侯之疾，以忧得之。然私计君侯忠且仁，所忧者民耳。以旱而忧，以雨而瘳，理固然耳，何待药而愈耶？"

【赏析】

本案出自方孝孺之《医原》。患者居高位，因忧民生，久旱不雨而病，此天不遂人愿。一医据五运六气之法，计算气候变化，得出近日将落雨，告知患者，然未出方药。患者疑虑不解。到了预言的那一天，果如此医所言而降雨，患者心喜神往，到了第二天清晨，病去若失。后来，患者命人找来此医，以解心中之疑惑。这名医生指出"以旱而忧"，意念不达，难偿其愿，病终不愈；"以雨而瘳"，意念通达，得偿所愿，故病不药而愈。此喜胜忧也。类似与现在"认知疗法"当中的"顺志从欲法"。

案2　喜胜忧案

一人县差，拿犯人以铁索项所犯至县。行至中途，犯则投河而死。犯家告所差人，索骗威逼至死。所差脱罪，未免费财，忧愤成病，如醉如痴，谬言妄语，无复知识。

予诊之，曰："此以费财而忧，必得而喜，病可愈也，药岂能治哉？"令其熔锡作银数锭，置于其侧。病者见之果喜，握视不置，后病遂愈。此谓以喜胜忧也。

【赏析】

患者因忧愤气并于肺，金旺克木，肝木受邪。肝性条达，主疏泄，肝气抑郁，气机紊乱，故神识不清，症似癫狂，如醉如痴，谬言妄语。此属于情志变化导致相应脏腑被克者案例。医者根据患者病情，断定患者以费财而忧，必以得财而愈。故医者遂其愿，令人熔锡作银数锭，置于患者身侧，果如其言，患者心喜而病渐愈。此为《素问·阴阳应象大论》云："忧伤肺，喜胜忧。"

（四）思

案 怒胜思案

一女与母相爱，即嫁母丧，女因思母成疾。精神短少，怠倦嗜卧，胸膈烦闷，日常恹恹①，诸药不应。

予视之，曰："此病因思，非药可愈。"彼俗酷信女巫，巫托神降言祸福，谓之卜童。因令其夫婿嘱之，托母降言："女与我前世有冤，汝故托生于我，以害我也。是以汝之生命克母，我死因汝，今在阴司，欲报汝仇，汝病淹淹，实我所为。我生则与之母子，死则与之寇仇②。"夫回谑其妇曰："汝病如此，我他往可请童婆卜之，何如？"妇应曰："诺。"遂请卜，一如夫所言。女闻大怒，诟曰："我因母病，母反害我，何思之有耶？"遂不思，病果愈。此以怒胜思也。

【注释】

①恹恹（yānyān）：困倦，精神委靡。此处形容病态。

②寇仇：仇人，仇敌。《孟子·离娄下》："孟子告齐宣王曰：君之视臣如手足，则臣之视君如腹心；君之视臣如犬马，则臣之视君如国人；君之视臣如土芥，则臣之视君如寇仇。"

【赏析】

《素问·举痛论》云："思则气结，"故"思有所存，神有所归，正气留而不行故气结"。古有相思之苦，思念成疾之说。患者母女情深，嫁后母丧，思母成疾。精神短少，怠倦嗜卧，胸膈烦闷，日常怏怏，乃思伤脾，脾失健运，气机不畅所致。服诸药无效，实为病根未除，病安能愈？《素问·阴阳应象大论》云："怒胜思，"又有言"怒可以治思，以污辱欺罔之言触之"。石山探知患者酷信女巫，于是和患者丈夫、女巫共同设计了一出"前世有冤，今生来报，死后索债"的骗局，有效地激怒了患者，愤而不思。因怒而冲开结聚之气，气机条达，脾胃功能恢复，故病愈。《儒门事亲》中记载了一例"思虑过甚导致长期不寐，治以怒胜思"的案例："一富家妇人，伤思虑过甚，二年不寐，无药可疗，其夫求戴人治之。戴人曰：两手脉俱缓，此脾受之也，脾主思故也。乃与其夫以怒而激之。多取其财，饮酒数日，不处一法而去，其人大怒汗出。是夜困眠。如此者，八九日不瘥，自是而食进，脉得其平。"石山当从中受到启发。

（五）气结

案1　愧赧成疾案

一官素谨言，一日会宾筵中有萝卜颇大，客美之。主曰："尚有大如人者。"客皆笑，以为无。主则悔恨自咎曰："人不见如是大者，而吾以是语之，宜其以吾言为妄为笑也。"因而致疾，药不应。

其子读书达事，思父素不轻言，因而愧赧[1]成疾。必须实所言，庶可解病。官所抵家往返十余日，遂遣人抵家，取萝卜如人大者至官所。复会旧宾，请父强疾而陪。酒酣，令车载置席前，客皆惊讶。其父大喜而疾愈。

【注释】

①愧赧（kuì nǎn）：羞愧脸红。

【赏析】

《杂病源流犀烛·心病源流》云："思而弗遂则忧，""心有所愁，苦而不乐则上薄于肺而成忧。"患者"素不轻言",体现其性格内向、多虑的一面，因讲话不被众人相信，自尊心受到伤害，羞愧而得病。其子深谙父亲性格，欲打破僵局，证明其说不谬。因此，其子再次宴请上次参会宾客，并请父亲陪同，在众人面前取出如人大的萝卜，证明其父所言不虚。客人大惊，其父甚为宽慰，愧疚得解，心情舒畅，故大喜而病愈。

案2　喜胜思案

一女婚后，夫经商二年不归。因不食，困卧如痴，无他病，多向床里坐。此思则气结也。药难独治，得喜可解；不然，令其怒。讽掌其面，诡以外情，果大怒而大哭三时许，令解之，与药一帖，即求食矣。予曰：病虽愈，得喜方已。乃诡以夫回，既而果然病不举。

【赏析】

本案患者因丈夫二年不归，思念成疾，所谓"思则气结"。"喜则百脉舒和"，故得喜则解；《素问·阴阳应象大论》又云"怒胜思"，怒亦可破思之郁结。遂令其怒而大哭，痛哭之后再予宽慰，并服药调理，则病愈。为防其复发，需得喜方可，又骗她丈夫要回来，结果后来丈夫真的归来，患者病情痊愈而不再复发。

此案与朱丹溪诊治一妇人医案略同："一女新嫁后，其夫经商，二年不归，因不食困卧如痴，无他病，多向里床坐。丹溪诊之，肝脉弦出寸口，曰：此思男子不得，气结于脾，药难独治，得喜可解，不然令其怒。脾主思，过思则脾气结而不食，怒属肝木，木能克土，怒则气升发而冲开脾气矣。其父掌其面、呵责之，号泣，大怒。至三时许，令慰之，与药一服，即索粥食矣。朱曰：思气难解，心得喜，庶不再结。乃诈以其夫有书，旦夕且归，后三月，夫果归而愈"。

（六）脉

重大之病，一日三脉多变，难治；沉疴日日脉不移，亦难治。伏经脉最难求，如积热之久，脉反沉细，而外症又寒，苟非兼以望闻问切，何可得也？世俗讳疾试医，医复讳情妄臆。而豪贵妇女，往往不得望闻，岂不大错？

论病必分兼经、专经、错经、伏经，知有宾主，而后分标本以处方。兼经并发如两感，专经独发如太阳表证，错经乱发如百合、狐惑病，伏经反发如热极似水。

君臣佐使外，可用一标使，如剂中合从辛以达金，则取引经一味，辛者倍加之，故其效速。

（七）补阴

一士人，形肥色白，因《名医杂著》。谓人皆阴不足，服补阴丸至数十年，乃病虚短气。予反之，用辛热剂，决去滞余，而燥其重阴，方得平和无恙。此则未达方书而枉自误，不可不戒也。

前数条出《医通》，予尝熟谙，以其暗与己合，故录之不忘。诗曰"我思古人，实获我心"，此之谓也。

（八）惊

一妇年三十余，十八胎九殰①八夭。复因惊过甚，遂昏昏不省人事，口唇舌皆疮，或至封喉，下部白带如注，如此四十余日。或时少醒，至欲自缢，自悲不堪。或投凉剂解其上，则下部疾愈甚；或投热剂，或以汤药熏蒸其下，则热晕欲绝。脉之，始知为亡阳证也。急以盐煮大附子九钱为君，制以薄荷、防风，佐以姜、桂、芎、归之属，水煎，入井水冷与之。未尽剂，鼾睡通宵，觉则能识人。

众讶曰："何术也？"医曰："方书有之，假对假，真对真尔。"上乃假热，故以假冷之药从之；下乃真冷，故以真热之药反之，斯上下和，而疮解矣。续后再服调元气药，乃生二子。续后又病疟一年，亦主以养元气，待饮食大进，然后劫以毒药，吐下块物甚多，投附子汤三钱而愈。

此条亦出《医通》，以其治病有法，用药有权，可谓知通变者也。故录之以为法。

【注释】

①殰（dú）：胎儿死在腹中。《礼·乐记》："胎生者不殰。"

【赏析】

此三条皆出自《韩氏医通》，石山摘录之，实因"以其暗与己合"，"其治病有法，用药有权，可谓知通变者也"。一则强调望闻问切的重要性，二则反对滥用滋阴，三则治疗疾病有法有方，知常达变。尤其治疗妇人案，病程日久，病情复杂，真寒假热，能坚持己见，治以寒温并用，殊为不易。其中体现了"寒者热之，热者寒之"、"甚者从之"等治疗思路。患者其后病疟，先培补元气，后用峻药攻邪，继用温药温阳，终使疾病痊愈，恰如其分，进退有度，示人以法，授人以渔。

附：情志病论治

古之情志相胜法治病之例较少，故汪石山搜罗整理，以示后者。

情志相胜法，是以《素问·五运行大论》"怒伤肝，悲胜怒；喜伤心，恐胜喜；思伤脾，怒胜思；忧伤肺，喜胜忧；恐伤肾，思胜恐"的五行相胜的原理为指导，治疗因情志过极、脏腑功能紊乱而产生的神情病证的一种方法。适用于癫、狂、痫、惊恐、喜笑不休等证，是中医学独特的心理疗法。具有调摄心神、调畅气机、调谐阴阳、调和五志的作用。

情志致病会导致机体气机紊乱，故气机失调为其主要病机。如《素问·举痛论》云："怒则气上，喜则气缓，悲则气消，恐则气下，惊则气乱，思则气结。"以情制情法就是利用情志能够影响气机的升降散聚的原理，以达到治愈疾病的目的。

《黄帝内经》构建了中医学治疗情志病的理论框架。它提出了包括喜怒思悲恐惊等六种情志在内的"九气说"，而且以五志为代表，根据五行学说把人的情志活动对应于五脏，建立了中医学的"五志说"。《灵枢·百病始生》："喜怒不节则伤脏，脏伤则病。"说明情志异常能直接伤及内脏。《素问·阴阳应象大论》："喜怒伤气，寒暑伤形。"指出情志致病的主要特征是伤及脏腑气机。在治疗方面，《黄帝内经》也提出了一些心理治疗形式，如祝由法，开导劝慰法、情志相胜法等。

总而言之,《黄帝内经》中有大量关于治疗情志病证的内容,详细的论述了情志病证的病因病机、诊断、治疗和预防。

后世医家不断发展情志学说,如刘完素提出了"五志过极皆为热甚"的著名论点。他认为,"五藏之志者,怒、喜、悲、思、恐也。若志过度则劳,劳则伤本藏,凡五志所伤皆热也。"指出了情志与疾病的关系。李东垣在《脾胃论·安养心神调治脾胃论》中提到:"凡怒、忿、悲思、恐、惧皆损元气。夫阴火之炽盛,由心生凝滞,七情不安故也""心君不宁,化而为火"。叶天士在《临证指南医案》中,一再提及"各宜怡悦开怀,莫令郁痹绵延""惟怡悦开爽,内起郁热可平""内伤情怀起病,务以宽怀解释"。

《千金翼方》云:"医者意也,善于用意,即为良医。"汪石山重视精神调摄的作用,不拘泥于五行制胜的理论,而是采用语言、暗示等方法与病人进行沟通,使其情志变化朝好的方向转变,从而达到治疗疾病的目的。正如《灵枢·师传》指出:"人之情、莫不恶死而乐生,告之以其败,语之以其善,导致以其所便,开之以其所苦,虽有无道之人,恶有不听者乎。"汪石山特别指出"喜者少病,百脉舒和之故也",说明保持良好心态的重要性。

此外,汪石山还十分重视情志因素在致病方面起到的重要作用。如《石山医案》中记载病患因忧思伤脾,脾伤则致气郁。在治疗上,采用人参、香附、砂仁、黄芩、甘草补脾散郁。

二十三、汇　萃

案1　气血亏虚吐血泄泻案

一人形长苍紫，素善食，喜啖肉。年近六十时，六月伤饥，又被雨湿。既而过食冷物，腹中疼胀呕吐。次年至期^①，前病复作。医作伤食，或作冷气，率用香燥消导之药，时作时止。第三年十月，病又作，食则胃脘励痛^②。近来忽吐瘀血如指者三四条，大便溏泻，亦皆秽泻，又常屡被盗惊，今犹卧则惊瘛。予诊左脉沉弱，右脉浮虚，但觉颇弦。次早复诊，左脉濡小无力，右脉虚豁。

令用人参二钱，白术钱半，茯神、当归、生地、黄芪、酸枣仁各一钱，石菖蒲五分，山栀七分。五帖，觉力健而食进。尚嗳气，失气未除，饮食少味。令人参加作三钱，白术加作二钱。服愈。

【注释】

①至期：到（那个）时候。

②励痛：励，同厉。剧烈疼痛。

【赏析】

患者嗜食肥甘之品，又饥饱失宜，《脾胃论》论其病因"若饮食失节，寒温不适，则脾胃乃伤"。六月之时暑气正盛，又感风雨，暑湿伤气，"时当长夏，湿热大盛，蒸蒸而炽，人感之多四肢困倦，精神短少，懒于动作"，加之过食冷物，脾胃大伤，寒湿困于脾胃，中焦运化失司，脾不升清，胃不降浊，中焦气机不畅，则腹中疼胀而呕吐。此为脾胃已虚，祸根已埋，次年感邪发病，医作有形之食伤，或作冷气，率用香燥消导之品，脾胃津液难存。次年病发，食则胃脘剧烈疼痛，此胃内亦生实邪，不通则痛也。胃内湿热内生，热伤血络，血出瘀积于胃，久则凝结，故吐出如条状；大便溏泄，但气味臭秽，必有宿食为患。又受惊吓，惊则气乱，神明无主，不能安寐。左脉濡小，右脉虚豁皆为气血亏虚之象。治疗当补气养血，清热安神。人参、黄芪、白术补脾气，茯神、当归、酸枣仁养心安神，石菖蒲芳香开窍，生地入血分，清血中热邪，栀子清三焦热邪。全方共奏益气养血，清热安神之功。后稍觉嗳气，进食无味，此脾胃气虚未复，增加参术剂量而愈。石山先生辨证准确，用药精当，值得后人学习。

案2　脾胃虚弱湿热内蕴梦遗案

一人年十九，形瘦，面色黄白。三月间微觉身热，五月间因劳，伤于酒肉，遂大热膈闷，梦遗盗汗，午后热甚。或作食积，或作阴虚，或作痰火，治皆不应。予为诊之，午间脉皆洪滑。

予曰：食饱之余，脉不定也。来早再诊，脉皆收敛而弱，右脉尤弱。遂以人参三钱，黄芪钱半，白术、麦门冬各一钱，黄柏、知母、山楂各七分，枳实、甘草各五分。煎服一帖，热减汗除。五服，去泰去甚①，惟梦遗，一月或二次或三次。令服固精丸五六两，仍令节食守淡味，病当愈也。后又觉热，前方减甘草，加石膏钱半，牡丹皮八分。

【注释】

①去泰去甚：指做事不能太过分。出自《老子》第二十九章："是以圣人去甚、去奢、去泰。"此处指症状多已消除，下同。

【赏析】

患者形瘦面色黄白，为脾胃气虚之象，气虚则生热；劳则伤气，酒肉大热滋腻伤脾，《脾胃论》有"饮食劳倦则伤脾"、"夫酒者，大热有毒，气味俱阳"之论，饮酒过度湿热内生，壅阻中焦，气机不畅，则胸膈闷热、午后热甚；"热则流通"则梦遗盗汗。患者脾虚为本，湿热为客邪，虚实夹杂，脉弱亦为虚，《濒湖脉诀》言弱脉"多惊多汗精神减，益气调营及早医"，当补气健脾为主兼以祛邪，故汪石山用人参、黄芪、白术补气健脾，调气养营；麦门冬甘寒滋阴，益胃生津；黄柏、知母滋阴而清热；枳实下气宽中，与参芪术相伍，相辅相成，既能防止参芪补气壅滞中焦，又能防止枳实耗气太过；甘草调和诸药。全方配伍精专，疗效显著。唯梦遗尚在，乃久虚气不摄精，余热扰动精室之故，遂处固精丸（组成为黄柏、知母、芡实、牡蛎、龙骨、莲蕊、茯神、远志，山药磨粉，打糊为丸，朱砂为衣；功能补阴降火，涩精止遗），并调节饮食，是病当愈。后又觉热，恐甘草中满生热，《药品化义》中亦谈到其味厚而太甜，补药中不宜多用；《景岳全书·本草正》谓其"中满者勿加，恐其作胀"，故去甘草，加石膏、丹皮清热除烦。石山先生用药重在脾胃，而久病之本亦在脾虚，治疗重在补气健脾，兼以祛邪，正复邪去，则病自除。

案3 土虚水侮木乘呕吐案

一人年三十，形瘦淡紫。才觉气壅，腹痛背胀则吐，腹中气块翻动嘈杂，数日乃吐黑水一盂盆，而作酸气。吐后嗳气，饮食不进，过一二日方食。大便二三日不通，小便一日一次。常时难向右卧，午后怕食，食则反饱胀痛，行立坐卧不安，日轻夜重。二年后，诣予诊治。脉皆浮弦细弱。

曰：此脾虚也。脾失健运，故气郁而胀痛。吐黑水者，盖因土虚不能制水，故膀胱之邪乘虚而侮其脾土，经云"以不胜侮其所胜"是也。酸者，木之所司。脾土既虚，水挟木势而凌之焉。医作痰治，而用二陈刚剂，则脾血愈虚；又作血治，而用四物柔剂，则是以滞益滞；又作热治，而用黄连解毒，则过于苦寒；又作气治，而用丁、沉、藿香，则过于香燥，俱不适。遂以人参三钱，黄芪钱半，归身一钱，香附、陈皮、神曲各七分，黄芩、甘草各五分，吴茱萸三分。煎服旬余，又犯油腻，病作如前而尤重。仍以前方加减，或汤或散或丸，服至半年而愈。

【赏析】

患者脾土素虚，肝木乘虚侮之，肝气横逆犯胃，故脉弦；肝气不舒，中焦气机不畅，则气壅胀满，腹痛背胀；脾不升清，胃不降浊，壅而上逆故吐；脾虚不治水，水不下行反而上逆，酸乃肝木之味，协肝木之强势而凌脾土。虽吐之，壅滞之气不散，故嗳气不欲食。大便不通，则小便当利，而小便数少，故知脾不散津，津液内竭。"胃不和则卧不安"，故坐卧不安，日轻夜重。午后怕食、食则饱胀皆是脾胃气虚之象，治法宜补气健脾平肝。医作痰治，温燥太过，脾胃津液愈亏，而脾愈虚；或作血治，治血不补气，气为血之帅，气不行则血不行，血愈补愈塞，如"营卫论"中说"气虚补血亦不可谓无害"、"胃虚气弱"；或作热治，本以脾虚而更以苦寒败胃；或作气治，俱用破气香燥之品，气本虚而气愈伤，以上治法，俱不适宜，犯虚虚之戒，使脾愈虚。须知"见肝之病，知肝传脾，当先实脾"。汪石山善用参芪补脾气，当归补血，香附、陈皮理气，神曲健胃，黄芩配吴茱萸一寒一热，治酸止呕，平肝安胃，甘草调和诸药兼以补中。后犯油腻之食忌而病发，是故脾胃尚未复原，运化失权，故仍用前方加减，或汤或散或丸，脾胃健运而病愈。

案4　脾虚湿郁内热先吐酸后病疟案

一人年逾三十，形色瘦黑。饮食倍进，食后吐酸，食饭干恶难吞。尝有结痰注于胸中，不上不下。才劳则头晕眼花，或时鼻衄，粪后去红或黑。午后至晚，胸膈烦热，肩心时疼。好睡，醒来口舌干苦，盗汗梦遗脚冷。手及臀尖生脓疱疮。医以四物汤凉血之剂治之，不效。诣予诊治。左脉小弱而数，右脉散弱而数，俱近六至。

曰：症脉皆属阴虚。作阴虚治之不效何也？此必脾虚湿郁为热而然也。今用滋阴降火，反滋湿而生热，病何由安？宜用参、芪甘温之剂，补脾去湿可焉。

问曰：丹溪论瘦黑者、鼻衄者、脉数者，参、芪皆所当禁。予曰：固也，岂可执为定论而不知变通①乎？《脉经》云数脉所主，其邪为热，其疟为虚。遂以人参二钱，黄芪钱半、白术、麻黄根、生地、茯苓、麦门冬各一钱，归身、川芎各八分，黄芩七分，麦芽、厚朴、黄柏、枳实、五味各五分，服之而愈。因劳病疟，仍用前方除麻黄根、牡蛎、麦芽、枳实、厚朴、黄柏、五味，加泽泻、柴胡、青皮、山栀各七分，甘草五分。服十余帖，胸腹腰脐生小疥而愈。

【注释】

①通：原本作"可"，谬，兹据全书本改。

【赏析】

《素问·痹论》云："饮食自倍，肠胃乃伤，"脾虚肝侮，酸为肝之味，故食后吞酸，不消化而干恶难吞。"脾为生痰之源"，脾虚津液不输，聚而成痰，结于胸中。"劳则耗气"，脾气虚不能转输水谷精微，上不能濡养头目，故头晕眼花；脾虚不统血，血不归经，加之虚热内扰，血或上从鼻窍而出，或下从大便而出。午后至晚乃阳明所主，阳明胃经多气多血，经气不利，郁而发热，故胸膈烦热。脾虚不能濡养四肢百骸，故精神萎靡，嗜睡。脾喜燥恶湿，易被湿困，脾虚生湿，湿郁化热，故口舌干苦；气虚而湿热内郁，热迫津泄，下扰精室，则见盗汗梦遗；湿热之邪流于经络，郁积皮肤，则手及臀尖生脓疱疮；脾主四肢，脾虚水谷不化，精微营养物质不能吸收，阳气不充，不能达于四末，"汗出为阳微"，故脚冷。脉皆弱而数，数而无力为虚，《濒湖脉诀》数脉主病谓"实宜凉泻虚温补"，故数脉亦有补法。医作阴虚，用凉血之剂滋阴降火，反而助湿，不得其法。故当补气健脾祛湿，兼以清热，汪石山用八物汤合生脉散化裁，去掉酸寒之芍药，甘缓之甘草；加黄芪补气，麻黄根止汗，枳实、厚朴下气宽中，黄芩、黄柏清热燥湿，麦芽健脾开胃。全方以八物汤补气血，以生脉散益气养阴，兼以祛湿除热，是病则愈。

患者后因劳病疟，《医门法律·疟疾论》云："外邪得以入而疟之，每伏藏于半表半里，入而与阴争则寒，出而与阳争则热。"《明医杂著·疟病证治》说："邪疟及新发者，可散可截；虚疟及久者，宜补气血。"石山先生在前方基础上，去麻黄根、牡蛎、五味子之收涩，枳实、厚朴、麦芽之温燥破气，黄柏之苦寒；加泽泻渗湿利水；柴胡疏肝理气；青皮入肝经而止疟，《汤液本草》言其"足厥阴经引经药，又入手少阳经"，《圣惠方》用青皮一味治疟疾寒热；栀子清肝经郁火，如《本草思辨录》谓"凡肝郁则火生，胆火外扬，肝火内伏，栀子解郁火，故不治胆而治肝"；甘草调和诸药，清热解毒。石山先生用药前后有序，故收全功。

案5 脾肾两虚痛泄案

一人于幼时误服毒药，泄痢。后复伤食腹痛，大泄不止。今虽能食，不作肌肤。每至六七月，遇服毒药之时，痛泄复作。善饥多食，胸膈似冷，夜间发热。嗜卧懒语，闻淫欲动①，盗汗阳举。心动惊悸，喉中有痰。小便不利，大便或结或溏。过食则呕吐泄泻。脉皆濡弱而缓，右脉略大，尤觉弱也。次日，左脉三五不调，或一二至缓，三五至驶，右脉如旧缓弱。

予曰：左脉不调者，此必欲动①淫其精也。右脉尤弱者，由于毒药损其脾也。理宜固肾养脾。遂以人参钱半，白术、茯苓、芍药、黄芪、麦门冬各一钱，归身、泽泻各八分，黄柏、知母、山楂各七分。煎服旬余而安。

【注释】

①动：原本作"言"，文义不明，兹据全书本改。

【赏析】

患者幼时脾胃之气尚未充足，误服毒药，毒药峻猛，损伤脾胃，故病泻痢。脾胃既虚，伤于饮食则腹痛泄泻；虽能食，而脾胃虚弱，水谷精微不能充养周身。病根已埋，每与时气相应则发病痛泻。善饥多食，一则为火，一则为虚；胸中阳气不足则冷，夜间阳不入阴，阴阳不交，浮越于外，则发热；嗜卧懒语，气虚之象；闻淫欲动，盗汗阳举，为脾虚及肾，土不制水，水火不济，相火亢动；水饮凌心则心动惊悸；脾虚则生痰，聚于喉间。脾胃素虚，运化失权，故津液无所主，小便不利，大便或溏，过食则泄泻。左脉三五不调，右脉尤弱，皆为不足之脉。左脉心肝肾，不调则为心肾不交，水火不济，而相火欲动。弱脉主脾虚，如《濒湖脉学》谈弱脉为"关为胃弱与脾衰"。治疗宜脾肾双调，汪石山用四君子汤加味治疗，健脾补气，滋肾降火，方中人参、黄芪、白术、茯苓健脾益气，麦门冬、当归、芍药养阴补血，黄柏、知母、泽泻清热泻火，山楂健胃除滞。全方用药注重脾肾，平稳轻灵，值得效法。

案6 表里俱虚吐泻案

一人年五十余，形色苍古。五月间伐木，与人争辩，冒雨劳役受饥，且有内事，夜半忽病。发热恶食，上吐下泻，昏闷烦躁，头痛身痛。因自发汗，汗遂不止。遣书来示，脉皆洪数。

予曰：脉果洪数，乃危症矣。盖吐泻内虚，汗多表虚，兼之脉不为汗衰，亦不为泻减，在法不治。但古人有言，医而不活者有也，未有不医而活者也。今用人参五钱以救里，黄芪五钱以救表，白术三钱、干姜七分、甘草五分以和中安胃，白茯苓一钱、陈皮七分以清神理气。水煎，不时温服一酒杯，看其病势何如。

服至六七帖，则见红斑，而四肢尤甚，面赤，身及四肢胀闷，人来告急。予曰：斑症自吐泄者多吉，谓邪从上出也。但伤寒发斑，胃热所致。今此发斑由胃虚，而无根失守之火游行于外也，可补而不可泻，可温而不可凉。若用化斑汤、玄参、升麻之类，则死生反掌矣。仍令守前方服十余帖，诸病悉减，斑则成疮，肢肿亦清而愈。

【赏析】

五月天气炎热，人体阳主外而阴主内，患者劳役冒雨，湿邪袭表，阳气郁闭，故发热、昏闷烦躁；湿性重浊，阻碍气血，不通则痛，故头身痛。湿邪在表不解，困于脾胃，脾胃运化失司，则恶食、上吐下泻。在表当解表，但发汗太过，风气去而湿气留，且《伤寒论》强调有吐下者，不可发汗。本有吐泻，已亡津液，发汗太过，阳气不守，正气更虚。脉象洪数，虚热内生，虽症与脉不符，但是仲景有云"阴病见阳脉则生"，故此病预后尚可。《伤寒论》383 条云："问曰：病发热头痛，身疼恶寒，吐利者，此属何病？答曰：此名霍乱。霍乱自吐下，又利止，复更发热也。"故此症当为霍乱之候。386 条云："霍乱，头痛，发热，身疼痛，热多欲饮水者，五苓散主之；寒多不用水者，理中丸主之。"脉虽洪数，然未见口渴，故汪石山用理中丸加味，温中祛湿，健脾益气，茯苓健脾祛湿，陈皮理气行滞，黄芪益气固表。全方温中而阳自生，固表而津自还，湿邪去而脾胃健运，则吐泻自止。后见红斑，四肢尤甚，面赤，身及四肢胀闷，此为内生虚热散于经络四肢，是胃气得复，津液充足，正胜邪退，而迫邪外出，疾病渐愈之表现。此非实火，可补不可泻，仍用前方，待脾胃复原则病自愈。虚实之辨在乎毫厘，须慧眼识病，方能药到病除，可见石山先生功底扎实，值得学者探究。

案 7　阴虚虚阳上越身发寒热案

一人形短苍白，平素善饮。五月间忽发寒热，医作疟治，燥渴益甚，时常啖梨，呕吐痰多，每次或至碗许，饮食少进，头晕昏闷，大便不通，小便如常或赤，夜梦不安，或一日连发二次，或二日三日一发，或连发二日，平素两关脉亦浮洪，邀予适以事阻，令服独参汤二三帖，呕吐少止，寒热暂住。三日，他医曰：渴甚脉洪，热之极矣，复用独参以助其热，非杀之而何？ 及予往视，脉皆浮洪近数。

予曰：此非疟而亦非热也。脉洪者，阴虚阳无所附，孤阳将欲飞越，故脉见此，其病属虚，非属热也。渴甚者，胃虚津少，不能上朝于口，亦非热也。盖年逾六十，血气已衰，加以疟药性皆燥烈，又当壮火食气之时，老人何以堪此？ 然则邪重剂轻，非参所能独活。遂以参、芪各七钱，归身、麦门冬各一钱，陈皮七分，甘草五分，水煎。每次温服一酒杯，服至六七帖，痰止病除食进。大便旬余不通，导之以蜜，仍令服三十余帖以断病根，续后脉亦收敛而缓，非复向之鼓击而驶也。

【赏析】

患者形短苍白，乃气虚之象，平素善饮，酒性大热，外加脾虚，故易感湿热。患者五月发寒热，李东垣在《内外伤辨惑论》中云"外伤寒邪之证，与饮食失节、劳役形质之病及内伤饮食，俱有寒热"，医作疟治，药物不外乎草果、常山一类，皆燥烈之性，最伤脾胃津液，则燥渴益甚。渴则啖梨，乃患者自救之举，然梨性偏寒，本有湿热之邪，湿与寒搏，发为呕吐。脾胃虚弱则饮食少，清阳不升，则头晕昏闷。脾胃升降失司，运化不及，则大便不通。湿热内伏，小便或赤，夜寐不安。平素两关脉浮洪，为石山先生常言"土衰木旺""浮游虚火"。汪石山用独参汤，主治元气虚弱，恶寒发热，补气生津，气阴得复，虚热可降。看似热证，实乃本虚，脉虽浮洪，重按必无力，此为阴虚阳无所附，孤阳飞越于外。口渴虽甚，实则胃中津液枯竭，虚则引饮。年老血气本不足，滥用燥烈之药更损津液气血。使用独参汤虽已收效，但势单力薄，病重药轻，遂加黄芪助参补气共为君药，臣以麦门冬滋阴养胃生津，陈皮健脾理气，佐以当归补血，甘草调和诸药。汪石山识病准确，用药平稳，直达病所，效果甚佳。后大便不通，当为气血亏虚，津液未复，故导之以蜜。《伤寒论》载蜜煎导治疗津枯便秘，尤其适合于老人、小儿及体虚之人。石山先生并嘱患者持续服用原方，以断病根。年老体衰，气血亏虚，欲速则不达，当坚持服药以收全功。

案8　脾虚胸膈痞闷案

一人年逾三十，形瘦苍白，病食，则胸膈痞闷，汗多，手肘汗出尤多，四肢倦怠或麻，晚食若迟，来早必泄，初取其脉，浮软近驶，两关脉乃略大。

予曰：此脾虚不足也。彼曰：已服参术膏，胸膈亦觉痞闷，恐病不宜于参、芪耶？予曰：膏则稠黏，难以行散故也。改用汤剂，痞或愈乎。令用参、芪各二钱，白术钱半，归身八分，枳实、甘草各五分，麦门冬一^①钱、煎服一帖，上觉胸痞，下觉失气。彼疑参、芪使然。予曰：非也。若参、芪使然，只当胸痞，不当失气，恐由脾胃过虚，莫当枳实之耗耶！宜除枳实，加陈皮六分。再服一帖，顿觉胸痞宽，失气作，精神爽恺，脉皆软缓，不大亦不驶矣。可见脾胃虚者，枳实须散用为佐使，况有参、芪、归、术为之君，尚不能制，然则医之用药，可不慎哉。

【注释】

①一：全书本作二。

②枳实：原本作"枳朴"，误，据全书本改。

【赏析】

患者形瘦苍白，素体气血虚弱。患者伤于饮食，脾胃运化失权，气机不畅则胸膈痞闷。脾胃不能运化水谷，水谷精微不能运转周身，营卫不充，卫气不固，则汗出；四肢失却濡养，则四肢倦怠。气为血之帅，气虚则血不行，四肢或麻。脾胃运化乏力，晚食后活动减少即入睡，早上则见泄泻。脉软近驶，驶脉据前后文意当是一种虚脉，如《圆运动的古中医学》谓："驶脉因虚因热，如小寒前后，小儿幼童忽不思食，或咽痛或咳嗽，迟脉中有一线，上窜入关脉，此肾虚阳动，宜温养肾家，如肝胆有热，肺虚不能收降，关脉中有一线窜出入寸脉，宜补中敛肺兼降胆经，如尺脉中有如珠的一点，窜入尺下，此肾败也，最难治，男童早婚有此脉者多死。"两关脉乃略大，此为土衰木旺。治宜健脾理气，初服参术膏，膏性黏滞，有碍脾胃运化。遂改用汤剂，仍用参芪术补气健脾，当归配黄芪补益气血，枳实宽中下气，麦门冬滋养胃阴而生津，甘草调和诸药亦能补中。服后患者自觉胸闷，腹中矢气，当为脾胃虚弱太甚，而枳实下气太速，耗散太过，当去之，加陈皮理气，一服病减。可见，汪石山识病准确，用药精炼，值得玩味。

案9 暑热内侵热伤元气案

一妇五十七岁，五月间因劳夜卧，天热开窗，醒来遍身胀痛，疑是痧症[①]，刮背起紫疙瘩，因而胸膈胀痛，磨木香服之，致小腹作痛，咳嗽气壅，不能伏枕，吐痰腥臭，每次一二碗，亦或作泄，肛门胀急，自汗不止，身表浮肿。医作伤寒，而用发散；或作肺痈，而用寒凉，延绵一月，医皆辞去。其子来告予，予曰：第未知得何脉耳？告曰：医谓脉洪数也。

予曰：年逾五十，血气已衰，又加以小劳，而当酷热之时，又不免壮火食气。且脉洪数，乃热伤元气而然，非热脉也。所可虑者，脉不为汗衰，为泄减耳。彼曰：用生脉汤，人参二钱，门冬二钱，五味一钱，病似觉甚。予曰：邪重剂轻也。理宜黄芪五钱以固表，人参五钱以养内，白术三钱、茯苓钱半渗湿散肿，陈皮七分、吴茱萸四分消痰下气，再加甘草五分以和之，门冬一钱以救肺，依法煎服十余帖，后虽稍安，脉与病反，终不救。

【注释】

①痧症：包含两方面含义，一方面是指"痧"疹征象，即痧象；另一方面是指痧疹的形态外貌，即皮肤出现红点如粟，以指循皮肤，稍有阻碍的疹点。一年四季可发，夏秋多见。病证特征一是痧点，二是酸胀感。

【赏析】

五月暑气正盛，加之劳作伤津耗气，夜卧太热，夜不关窗，外邪侵入肌腠，气血流通不畅而见遍身胀痛。暑热当值，又见胀痛，极易与夏秋多发之痧症混淆，医者误为此病，予刮背以除痧，而见背部发紫色疙瘩。又见胸膈胀痛，此气虚失运，湿聚中焦，单纯用木香行气，愈消愈胀，连及小腹作痛；气机壅滞，肺气不宣，发为咳嗽；湿邪内困脾胃而生痰，内伏久郁则生热，化腐成脓则吐痰腥臭。《素问·经脉别论》云："饮入于胃，游溢精气，上输于脾，脾气散精，上归于肺，通调水道，下输膀胱，水精四布，五经并行"，若津液不循常道，并入大肠，则为泄泻；气机不利，则肛门胀急。湿热迫津外泄则自汗不止；汗出太过，元气虚弱，气化不行，水湿泛滥肌肤则身表浮肿。若用发散解表之药，元气愈伤，而表愈虚；若作肺痈，率用寒凉之品，而有凉遏之弊。石山先生据其神形体质，认为患者气血本虚，劳汗夜卧，暑热侵袭，热伤元气使然。其脉症不符，治疗颇为棘手。故先予生脉汤益气养阴敛汗。病重而药轻，病势有增，后用异功散加补气之黄芪，辛温之吴茱萸，滋阴养肺之麦门冬，病虽略有好转，但终告不治。古人谓脉症相符者生，脉症相失者死，此案"脉与病反"，预后不良。

案10　气血亏虚突发昏愦案

一妇年逾三十，形色脆白，久病虚弱，余为调治十余载矣。须不能纯，去泰去甚。至嘉靖癸末，便道复为诊之，左脉似有似无，右脉浮濡无力。予曰：平素左脉不如此，今忽反常，深为之惧。越三日，再诊，两手脉皆浮濡，左则不似有似无，右则略近于驶而已，乃知脉变不常，昨今异状者，由虚而然也。今医以片时诊察，即谓其病若何，遂解囊撮药，此亦失之疏略，未必能尽其病情也。

近患头眩眼昏，四肢无力，两膝更弱，或时气上冲胸，哽于喉中，不得转动，则昏愦口禁，不省人事，内热口渴，鼻塞，饮食减，经水渐少。

予用人参三钱，归身、白术、麦门冬各一钱，黄芪钱半，黄柏七分，枳实五分，甘草四分煎服。缺药日久，前病复作，服之又安。

【赏析】

妇人形色苍白，久病，脉皆无力，此为气血俱虚之象。汪石山诊察患者脉象，前后有异，恐病深入，后脉复如常，方知体虚所致。汪石山亦通过此例，告诫医者察脉观色须慎重，前后须参照方能探究病源，对症施治。患者脾胃气虚，水谷精微不能上承头目，不能濡养四肢，故头晕眼昏，四肢无力，久病及肾，两膝更弱。气上冲胸为奔豚，发于肾间，至于喉间，推动无力，聚于喉部不得转动，发为气闭则昏愦口禁，不省人事。久虚生内热故口渴，鼻塞似有外感之嫌，脾胃虚则饮食弱，气血亏虚则经水乏源。治宜培元固本，益气养血，汪石山用补中益气汤去掉升麻、柴胡之升散，陈皮之温加麦门冬养胃生津，枳实宽中下气，黄柏入肾经坚阴泄热。常有久病之人服药数年，医者对其病证熟稔无比，一旦病情有变，自当细细诊治，不可因循守旧，依葫画瓢，以致延误病情。此处，石山先生做出表率，虽是旧患，如临新病，战战兢兢，诊断清楚，方大胆用药。

案11　脾虚内热右耳出冷气案

一人年逾三十，质弱色苍，初觉右耳不时冷气呵呵，如箭出一阵。越两月余，左耳亦如右而气出，早晨声哑，胸前有块攒热，饭后声哑稍开，攒热少息，项间又复攒热，咳嗽恶酸水，小便频赤，大便溏泄，睡熟被嗽而醒，哕恶二三声，胸腹作胀，头脑昏痛不堪，或时发热，遍身疼痛，天明前病少息，惟攒热不除，近来午后背甚觉寒，两腿麻冷。

令用人参二钱半，茯苓、门冬、白术各一钱，黄连、甘草、枳实各五分，贝母、归身各一钱，白芍八分，煎服而愈。

【赏析】

《素问病机气宜保命集》云："耳者，以窍言之水也，以声言之金也，以经言之手足少阳俱会其中也。有从内不能听者主也，有从外不能入者经也。有若蝉鸣者，有若钟鸣者，有若火状者，各随经见之，其间虚实不可不察也。假令耳聋者，何谓治肺？肺主声，鼻塞者肺也。何谓治心？心主臭。如推是法，皆从受气之始。肾受气于巳，心受气于亥，肝受气于申，肺受气于寅，脾受气于四季。此治法皆长生之道也。"故耳中之病变，当观全身之症状，归于何经，则对症治之。早晨声哑，胸前攒热，饭后声哑稍开，攒热少息，项间又复攒热，咳嗽恶酸水，可知脾土中虚，肝木乘土，木火烁金，晨间阳气未复，故声音不开，饭后得谷气之推动，与阳气相合故声音稍出，加之木火烁金，则胸中攒热，咳嗽恶酸。小便频赤，大便溏泄，脾土已虚，虚热内生。睡熟被嗽而醒，秽恶二三声，当是痰塞气道，因痰而咳。肝气不舒，胸腹作胀，脾阳不升见头脑昏痛；阳不入阴，浮越于表则时发热。阳气不能充养周身，夜晚阴气所主，血脉不畅而见身痛。故天明阳气来复，其病则稍歇。惟攒热乃木火聚于胸中。午后阳气渐衰，在人体为阳明胃经所主，当是胃阳亦不足，不能温煦四末，故四肢麻凉，督脉主一身阳气，而背亦为阳位，阳气既虚，其背恶寒。治当补脾气兼以祛邪。汪石山应用四君子汤加麦门冬滋阴润肺、益胃生津，枳实宽中下气，当归补血养血，黄连清肺中之热，贝母润肺祛痰，白芍酸寒入肝经，配甘草以养阴缓急止痛。全方以补脾为主，脾气复则正气足，正气足则驱邪有力。汪石山治病求本，当为后学楷模。

案12　忧思伤脾舌尖痛案

一妇苍白，不肥不瘦，年逾五十，病舌尖痛三年，才劳喉中热痛，或额前一掌痛，早起头晕，饮食无味，胸膈痞闷，医用消导清热之药不效。

予诊右脉濡散，无力而缓，左脉比右颇胜，亦近无力。十五年前，哭子忒甚，遂作忧思伤脾，哭泣伤气，从东垣劳倦伤脾之例，用参、芪各钱半，白术、芍药、天麻各一钱，川芎、玄参各七分，甘草、枳实各五分，黄柏、陈皮各六分，煎服而愈。

【赏析】

患者年逾五十，形色苍白，气血俱虚。"舌为心之苗"，舌尖部为心所主，心血亏虚，阴虚阳亢，虚火上炎，则舌尖为痛；气血本虚，加上劳伤耗气，气虚生热，聚于咽喉发为热痛；额前为阳明经所主，清阳不升，故早起头晕；脾胃气虚，胃不消谷，脾不运化，则饮食无味；气机升降失宜，胸膈痞闷，此为虚致，非饮食停滞，用消导清热之品，治标非治本，徒劳无益。脉乃气血之本，脉象无力，亦是体虚之佐证。追溯病源，为思念太甚，悲恸太过，忧思伤脾，脾胃气结，饮食不化，久则脾虚。脾胃为后天之本，虚则饮食水谷不能转化为水谷精微，外不能充养皮肤肌腠，内不能濡养五脏六腑。治病必求其本，治疗当补脾益气，兼以祛邪。汪石山多重视脾胃，注重培元固本，用参芪术补脾益气；芍药、甘草酸甘化阴；天麻润而不燥，主入肝经，取抑木扶土之法，补脾兼以治肝，凡肝风内动、头目眩晕之症，不论虚实，均为要药，《本草纲目》谓其"入肝经气分"，《神农本草经》云"主恶气，久服益气力，长阴肥健"。川芎为血中气药，辛温行散能鼓动气血运行；玄参性寒，滋阴降火而利咽，《药品化义》认为"凡头疼、热毒、耳鸣、咽痛、喉风、瘰疬、伤寒阳毒、心下懊憹，皆无根浮游之火为患，此有清上澈下之功"，《本草纲目》谓其"滋阴降火，解斑毒，利咽喉"。陈皮、枳实宽中下气而除痞，黄柏苦寒，滋阴清热而除虚热，《本草衍义补遗》中言"柏皮，走手厥阴，而有泻火补阴之功"；《长沙药解》亦云"黄柏，泄己土之湿热，清乙木之郁蒸"。全方配伍精良，用药准确，故收效迅速。

外科

一、茎中虫出

案　膀胱湿热茎中虫出案

休邑西山金举人尝语人曰，渠①尝病小腹甚痛，百药不应。一医为灸关元十余壮，次日，茎中淫淫②而痒，视之如虫，出四五分，急用铁钳扯出，果虫长五六寸。连日虫出如此者七条，痛不复作。初甚惊恐，复视以为尝，皆用手扯，此亦事之偶中也。仲景云火力须微，内攻有力。虫为火力所逼，势不能容，故从溺孔中出也。其人善饮御内③，膀胱不无湿热，遇有留血瘀浊，则附形蒸郁为虫矣。经云湿热生虫，有是理也。故痨虫、寸白虫④皆由内湿热蒸郁而生，非自外至者也。正如春夏之交，湿热郁蒸，而诸虫生焉是矣。此亦奇病，故记之。

【注释】

①渠（qú）：方言，他。

②淫淫（yínyín）：行进貌。此处形容虫行尿道中貌。

③御内：做爱，与妻子交合。《三国志·魏志·华陀传》："尚虚，未得复，勿为劳事，御内即死。"

④寸白虫：绦虫的别称。

【赏析】

此案患者因小腹痛，他医以灸关元，结果茎中虫出。推究其理，虫为火热逼迫，不安于内，而从尿道中出。因其人耽于酒色，湿热内生，膀胱湿热郁蒸而成虫。"膀胱不无湿热，遇有留血瘀浊，则附形蒸郁为虫"，古人的想象力可谓丰富。然现代研究确有寄生虫从尿道而出的病例，如有报道一例尿道蝇蛆病，该男性患者因"尿痛、尿频、尿道排出小白虫"就诊，类似"茎中虫出"。该案为石山先生所记医林轶事，足见先生博览群书，善于积累的品质。

二、身 痒

案 血虚血热身痒案

一人年逾六十，形瘦苍紫。夜常身痒，搔之热，蒸皮内肉磊如豆粒，痒止热散，肉磊亦消矣。医用乌药顺气、升麻和气等不效。诣予诊之。脉皆细濡近驶。

曰：此血虚血热也。医为顺气和气，所谓诛罚无过，治非所宜。遂以生地、玄参、白蒺藜、归、芎、芪、芍、黄芩、甘草、陈皮煎服，月余而愈。

【赏析】

本案为汪石山所治血虚血热身痒症。患者年逾六十，气血已衰；形瘦苍紫，夜常身痒，脉皆细濡，此为血虚之象，血虚生风生燥，故而夜常身痒；血虚失养，阴不配阳，因此搔之热蒸皮内，治当养血润燥，清热祛风，所谓"治风先治血，血行风自灭"之意，而顺气和气则非所宜。治以四物汤加味，药用生地、玄参、当归、川芎、芍药养血滋阴润燥为主；黄芪补气，盖因血虚者气亦虚，气旺则血自生；黄芩清热，白蒺藜祛风止痒，陈皮、甘草醒脾健胃，防止滋腻碍阻脾胃，切中病机，故能月余而愈。

三、杨梅疮

案1 药毒伤正气血亏虚杨梅疮案

一人色苍黄瘦，年三十余，病遍身恶疮，因服轻粉而脚拘挛，手指节肿，额前神庭下肿如鸡卵大。方士令服孩儿骨[①]，其法取初生孩儿，置砖地上，周以炭火煏[②]，使死孩成灰，纸裹放地上，出火毒为末，空心或酒或汤调二三钱，谓能补也。邀予诊视，脉皆濡缓而弱。

予曰：病已三年，毒已尽矣。但疮溃脓血过多，以致血液衰少，筋失所养，故脚为之拘挛。况手指节间，头上额前，皆血少运行难到之处，故多滞而成肿，理宜润经益血，行滞散肿。今服孩骨，猛火炮炙，燥烈殊甚，且向所服轻粉，性亦燥烈。丹溪曰：血难成易亏。今外被[③]疮脓所涸，内被燥剂所煨[④]。以难成易亏之血，曷能当此内外之耗乎？不惟肿不能消，殆必寿亦损也。问曰：《本草》轻粉辛冷，何谓燥烈？予曰：《本草》注云，朱砂伏火者，大毒杀人，水银乃火煅朱砂而成，其性滑动，走而不守，气味俱阳，从可知矣。阳属热火，故毒比朱砂为甚，入耳蚀脑，入肉百节拘挛也。然轻粉又水银和入皂矾，再加火煅而成，是为阳中之阳，又复资以矾之燥烈，非大毒燥烈而何？

又问：此疮从何而生？予曰：肝属风而急暴，肾属水而主液，为相火所寄。淫夫淫妇，扰动厥阴之火，泄其肾水，既无以制火之冲逆，而反以为相火之助，经曰"火自水中起"是也。故肾之液皆被火郁成痰，浊痰瘀血，流注茎头，发为奸疮[⑤]。久而毒热不解，复于两腿厥阴经分，又生恶疮。以疮状类杨梅，故俗为杨梅疮，亦有如豌豆者，由其毒有微甚也。旬日之间，延及遍体者，以厥阴属风而急暴，又得相火以为之助，宜其发之暴且速也。

初生之时，体气壮，大便坚，饮食进，惟防风通圣散为最宜。体气弱，大便溏，饮食少，则用四物加玄参、连翘、射干为主。大便稍泄，除射干。上体多者，黄芩或防风为佐；下体多者，黄柏或牛膝为佐，引以皂荚针之锋锐，和以甘草节之甘缓，却厚味，绝房帷，随症出入服之，久久无有不安。或有恶汤药者，壮盛之人，则以三补丸加大黄、生地，用猪胆汁丸服；怯弱之人，则以三补丸加玄参、生地，亦用猪胆汁丸服，似亦简便。

世人欲求速效，皆用轻粉，湿痰被劫，三五日间，疮因暂愈，然燥热尚在，不越一旬二旬，疮又复作，翻思前药，又劫又愈，愈又复发，辗转不休。殊不知用一次劫药，增一次燥热，由是肢体或痛溃，或挛曲，遂成痼废^⑥。《论语》"欲速不达"，厥有旨哉。

又问：何以能相染也？予曰：其人内则素有湿热，外则表虚腠疏。或与同厕，而为秽气所蒸；或与共床而为疮汁所溃，邪气乘虚而入，故亦染生此疮。经曰"邪之所凑，其气必虚"是也。亦有同厕同床而不染者，盖由内无湿热之积，外无表虚疏凑之患，是以邪不能入，而疮不相染矣。虽然，子之所慎斋战疾^⑦，然亦不可自恃而不加之意也。

又问：已误于药，悔不可追，今将何药以解之乎？时正仲夏，予用十全汤去桂、附，加红花、牛膝、黄柏、薏苡仁、木香、火麻仁、羌活，煎服百帖，空心常服东坡四神丹加黄柏，又少加蜀椒，以其能来水银，然后脚伸能行，指肿亦消，惟额肿敷膏而愈。

【注释】

①孩儿骨：流产未成形的胎儿。

②煏（bì）：方言，用火烘干。

③被：明本作"彼"，兹据民本、全书本改。

④熯（hàn）：烘烤。意指损伤阴血。

⑤奸疮：梅毒的别称。

⑥痼废：即废痼，指不治之疾。明代李时珍《本草纲目·石九·水银粉》："经年累月，遂成废痼，其害无穷。"

⑦子之所慎斋战疾：出自《论语·述而》，原意指国君应慎重对待斋戒祭祀、战争和疾病。此处为了说明梅毒的传染多因正气不足并接触传染源，虽有因正气强盛，接触传染源而不病，但是同样要谨慎小心。

【赏析】

杨梅疮，即今所言之梅毒，我国明朝以前无此病，从明朝中期开始由其他国家传入。如《霉疮秘录》所言："细考经书，古未言及，究其根源，始于午会之末，起自岭南之地，致使蔓延通国，流祸甚广。"而且本病具有强烈的传染性，如上书又言："是证也，不独交媾相传，禀薄之人，或入市登圊，或与患者接谈，偶中毒气，不拘老幼，或即病，或不即病而惨痛周身，或不做痛而传入于内室，或内室无恙而遗患于子女甥孙者"，由此可见一斑。最早记载使用轻粉治疗杨梅疮的书为《岭南卫生方》，其中有口服方及外敷方，而轻粉使用不当引起毒副作用早在宋代已有较为成熟的认识。如《本草图经》曰："服之过剂及用之失宜，则毒气被逼窜入经络筋骨莫之能出，变为筋挛骨痛，发为痈肿疳漏，经年累月，遂成废疾。"病者患杨梅疮后，遍体生疮，疮溃后脓血流出过多，则阴血因之而损耗，若再用轻粉，又益之以其他燥烈之剂，则阴血更损，毒气侵体，筋失所养，则脚挛急；气血不足则行缓，壅滞而为肿。今脉濡缓而弱，气血已损，故不可再行攻伐，宜润经益血，行滞散肿，方用十全汤加减。

十全汤，即加味十全汤，由人参、肉桂、地黄、川芎、白芍、茯苓、白术、黄芪、甘草、当归、乌药、香附等药组成。《外科精要》论此方曰："治痈疽溃后，补气血，进饮食。"《外科理例》曰："盖脓血出多，阴阳两虚，此药可以回生。"方中人参、茯苓、白术、黄芪、甘草健脾益气，以资化源；地黄、川芎、白芍、当归益阴补血；加用木香、红花，合乌药、香附、川芎、当归以理气活血，行滞散肿；黄柏、薏苡仁、牛膝合用则清利下焦湿热，且牛膝可强筋骨，薏苡仁能舒筋脉；用羌活者，以通畅血脉排脓托毒，如《本草汇言》曰："羌活功能调达肢体，通畅血脉……故疡症以之能排脓托毒，发溃生肌"；火麻仁则补养气血，又可治诸疮。诸药合用则共奏补气养血舒筋，理气活血行滞，清热利湿排毒之功。不用桂、附者，以时正仲夏，遵"用热远热"之戒也。东坡四神丹由羌活、玄参、当归、生地四药组成，加黄柏、蜀椒，常服之则滋阴养血，清热利湿排毒，又可解水银之毒，如此则气血得充，运行通畅，筋脉得养，疮肿得消，毒邪得出，则疾病痊愈。

案 2　杨梅疮疼痛病案三则

一人患此疮，脚膝挛痛，有人取虾蟆，治如食法，令食之而挛痛遂愈，此亦偶中也。

又一人患此疮，脚痛而肿。或令采马鞭草煎汤熏洗，汤气才到，便觉爽快，候温洗之，痛肿随减。此草在处有之，槛外空地尤多。其叶类菊，春开细碎紫花，秋夏再花，抽穗如马鞭，故名马鞭草。

又一人患此疮，遍身筋骨疼痛。遇一道流①，问曰："神色憔悴，有病耶？"曰："因疮遍身痛也。"道流曰："轻粉多矣，吾亦被其毒矣。"遂示一方，不过数味药也。但每帖入铅五钱，打扁同煎，服之果验。凡患此疮年久不愈者，用萆薢二三两为君，随症虚实，加入他药，罔有不效，盖萆薢善驱湿热故也。

【注释】

①道流：即道士。

【赏析】

以上三则病例，为石山先生采民间记载或所闻所见记录。有用虾蟆治疗梅毒所致脚膝挛痛而愈。《本草崇原》载虾蟆气味辛寒，有毒，与蛤蟆"乃一类二种也"，《神农本草经》言其主治邪气，破癥坚血，痈肿阴疮。石山先生认为服虾蟆而愈，是巧合而已，不可作为通用药物使用。有用马鞭草熏洗治疗梅毒所致脚痛而肿，症状减轻。马鞭草，味苦，性凉，具有清热解毒，活血散瘀，利水消肿之功。《本草拾遗》言其"主癥癖血瘕，久疟，破血"。《本草纲目》记载其"捣涂痈肿及蠼螋尿疮，男子阴肿"。又一例患者罹患此疮，遍身筋骨疼痛，后得一道士告知秘方治疗而愈。其中主药为萆薢，气味苦平，具有利湿去浊，祛风除痹之功。《本草纲目》言："萆薢之功，长于祛风湿，所以能治缓弱顽痹、遗浊、恶疮诸病之属风湿者。"《圣济总录》载萆薢"能祛风湿，通络止痛，善治腰膝痹痛，筋脉关节屈伸不利"。从石山先生行文来看，用马鞭草熏洗及萆薢治疗梅毒所致疼痛的经验似可尝试。

案3 杨梅疮服轻粉患痞块眼丁案

一人年三十余，因患此疮，服轻粉，致右腹肋下常有痞块，右眼黑珠时有丁子，努出如雀屎许，间或又消，身在数疮未瘥。一医为治疮毒而用硝、黄，一医为治痞块而用攻克，一医为治眼丁而用寒凉。诸症不减，反加腹痛肠鸣，大便滑泄，胸膈壅闷，不思饮食，嗳气吐沫，身热怠倦，夜卧不安。季冬请予往诊视，脉皆浮濡近驶。

曰：误于药也。前药多系毒剂，胃中何堪此物耶？遂令弃去。更用人参四钱，黄芪二钱，白术三钱，茯苓、炒芍药各一钱，陈皮、神曲、升麻各七分，甘草、肉豆蔻各五分，煎服五帖，为泄①痛定。减去升麻，又服五帖，膈宽食进。减去豆蔻，再服五帖，诸症皆除。月余痞块亦散，眼丁亦消。

【注释】

①为泄：全书本无此二字，疑衍。

【赏析】

凡患杨梅疮，多由人交媾时真元空虚，毒邪侵体而成，或因禀赋不足，病气相感而得，此所谓"邪之所凑，其气必虚"。病体本已空虚，又服轻粉毒剂，遂致气血匮乏，周流不畅，而成右腹肋下痞块，及黑珠努出，而气血不足，疮亦难敛。医者不察，又用寒凉攻克之剂，更伤脾胃，遂成腹痛肠鸣、大便滑泄等症。脉又浮濡，脉证相参，故知其虚也。当大补气血为主，更兼以对症施治。药用人参、黄芪、白术、茯苓、甘草、炒白芍甘温之药以健脾和中，益气生血，气血得补则能托毒于外，且白芍又可缓急止痛，用炒者则减其寒凉之性；病者肠鸣，大便滑泄，此乃脾胃虚寒，清气不升所致，所谓"清气在下，则生飧泄"，故用肉豆蔻温中涩肠，用升麻升清，如此则滑泄可止；病者饮食不进，用陈皮、神曲则可消食开胃，与肉豆蔻合用则可理胸膈满闷，嗳气吐沫亦可除；身热倦怠是由气虚阳浮于表所致，用人参、黄芪补气除热，此甘温除热法也，如此则气血得补，毒邪外出，则诸症可除。气血充足则体内正气运行顺畅，如"流水不腐，户枢不蠹"，无病理产物停留，如此则痞块亦散，眼丁亦消。

四、脚　疮

案　阴虚火炽脚疮案

一妇瘦长面紫，每遇春末夏初，两脚生疮，脓疱根红，艰于行步，经水不调。邀予诊视，脉皆濡弱近驶，两尺稍滑。

曰：血热也。医用燥剂居多，故疮不瘥。令用东坡四神丹加黄柏，蜜丸服之，疮不复作。

【赏析】

患者素体阴血不足，虚火炽盛，故形瘦面紫。春末夏初，木火交令，阳气渐盛，引动阴火，而其时又多阴雨，《灵枢·邪气脏腑病形》曰："身半以下者，湿中之也"，湿邪与阴火相交于下，故两脚生疮。经水不调亦是由于阴血不足所致。脉濡弱近驶，两尺稍滑者，阴血不足，下焦热盛也。医用燥剂，阴血更损，热则愈炽也，故疮不瘥。东坡四神丹中玄参、生地、当归三药滋阴养血，阴血充盛则虚火自灭，玄参又可泻火解毒，能消痈肿疮毒，羌活祛风胜湿，再加一味黄柏以清下焦湿热，如此则疮可愈。阴血充足，虚火不生，故疮不复作。

五、痈　肿

案1　气血亏虚兼内热流注案

邑庠司训余先生，年几六十，长瘦色苍，赴福建考试，官回，病背腿痈肿。一肿愈，一肿作，小者如盏，大者如钟，继续不已，俗曰流注是也。医皆欲用十宣散、五香汤、托里散。予为诊之，脉皆濡弱。

曰：此非前药所宜也。夫以血气既衰之年，冒暑远步热瘴之地，劳伤形，热伤气矣。经云：邪之所凑，其气必虚。理宜滋补，使气运血行，肿不作矣。遂用大补汤减桂，倍加参、芪、归、术，佐以黄柏、黄芩、红花，服至二三十帖，视肿稍软者，用砭决去其脓，未成者果皆消释。仍服二三十帖，以防后患。

【赏析】

流注是一种发于肌肉深部的急性化脓性疾病，其发病急骤，局部漫肿疼痛，皮色如常。本病总因正气不足，邪毒流窜，使经络阻隔、气血凝滞而成。如《外科发挥》曰："大抵流注之证，多因郁结或暴怒，或脾气虚，湿气逆于肉理；或腠理不密，寒邪客于经络；或闪扑或产后瘀血流注关节；或伤寒余邪未尽为患，皆因真气不足，邪得以乘之。"病者血气既衰之年，其脉濡弱，当以补虚为主，使气血充足，则能运行通畅，而用十宣散（组成为人参、当归、黄芪、甘草、白芷、川芎、桔梗、厚朴、防风、肉桂；功能益气燥湿，化毒排脓）、五香汤（组成为青木香、藿香、沉香、丁香、熏陆香；功能芳香行气，清热止痛）、托里散（组成为人参、黄芪、当归、川芎、炒白术、茯苓、芍药、厚朴、白芷、甘草；功能益气养血，止痛托里）等剂治之，性多偏温，虽能补虚或行气，但与患者所中暑热不符，故不能取效。大补汤，即十全大补汤，由人参、白术、黄芪、茯苓、甘草、地黄、当归、川芎、白芍、肉桂等药组成，本方倍加参、芪、归、术以大补元气，气血得补，则气运血行，如此则已作之肿得以消散，未作之肿可消弭于无形；减桂加黄柏、黄芩者，以其人感暑热之邪而作肿，故减去肉桂之热，而以黄芩、黄柏之苦寒除其热也；加红花则行气活血，消肿止痛，而后又视其具体情况用砭法以去其脓，故其病终得痊愈。

案2　湿郁化热胯间结核阴囊肿胀案

一人肥短紫淡，年逾三十，因劳感湿，两腿胯间结核痛甚。医用蒜片艾灸，又针大敦、三阴交，又以药水洗之，遂致阴囊肿胀如升，茎皮肿如水泡。复进人参败毒散，皆不中病。邀予往诊，脉皆濡缓而弱略驶。

曰：此湿气乘虚而入，郁而为热成结核也。理宜补中行湿，可免后患。月余，左腿内廉厥阴经分肿痛如碗，恶寒发热，复用蒜灸。六日后，肿溃脓出，体倦，头面大汗，手足麻木，疮下又肿如碗，寒热大作，始信予言。

用人参三钱，黄芪三钱，白术钱半，归身尾、牛膝、茯苓各一钱，青皮、黄柏各七分，甘草节五分，煎服五六帖，右额羊矢穴分肿痛，长五寸许，亦作寒热。医谓补塞太过，欲改前方。彼言汪君已有先见，所制之方必不误我，锐意服之。

月余，肿皆脓溃成痂而愈。惟左脚委中筋急短缩，艰于行步，彼疑为躄，遣书来问，予曰：脓血去多，筋失所养故也，药力足日，当不躄矣，果验。

后觉阴囊肿絙，他医加茴香、吴茱萸治疝等药不效。予适至彼，令守前方，减去治疝等药，加升麻一钱，服一二贴囊即缩矣。乃语予曰：先生神医也，乃详告吾病原乎。

予曰：经云营气不从，逆于肉理，乃生痈肿。又云受如持虚。盖谓气馁行迟，血少留滞，则阻逆肉理，乃作痈肿也。久则郁而为热，化肉腐筋而成脓矣。肿在厥阴，虽曰多血，亦难供给日之所耗，夜之所损，故邪乘虚，留结不散，如持虚器而受物也。身之血气，如风与水，风疾水急，则颓陂溃堤，莫有能御之者也；风息水细，则沙障石壅，多有所阻碍矣。故今补其气血，使气壮而行健，血盛而流通，又何肿之不散，结之不行哉？彼曰：理也。

【赏析】

病者因劳感湿而成两腿胯间结核，后因误治，非但结核未得痊愈，更使内湿流结于阴囊而成水疝。人参败毒散具有益气解表、散寒祛湿之功，总体来说乃是解散之剂，故不能中病。邀诊之时，病者脉濡缓而弱，知是中气亏虚，中虚而又感湿邪，湿气乘虚而入，郁而为热，遂成结核，故宜补中行湿。药用人参、黄芪、白术以补中益气，当归身补血，当归尾、牛膝行血活血，青皮理气止痛，茯苓健脾利水，黄柏清热燥湿。诸药合用，共奏补中行湿、理气活血、消肿止痛之功，虽服药之中出现右额肿痛及寒热，此乃瞑眩反应，最终病者坚持服药，月余肿皆脓溃成痂而愈。

初，病者不信医，导致其病迁延，而左腿内臁厥阴经分肿痛如碗，又用蒜灸，终致肿溃脓出，脓实为血肉所化，如此耗伤阴血，不能濡养筋脉，故成左脚委中筋急短缩、艰于行步之证。上方可补中益气，中气得健，则化源充足，然而阴血不能速生，故需药力足日，其证乃可愈。

其后阴囊肿缒，乃是由于中气陷下之故，加茴香、吴茱萸不效，乃行气温散太过之故，减去此二药后加入升麻以升提其中气，则其证愈矣。

石山先生言本病发病机理，是一贯所持气血充足，流通不休而百病不生观点的阐发。气行则血行，血充则气壮，"气馁行迟，血少留滞"，久而化热，则生痈肿疮疡。气血暗耗，化腐为脓，故"邪乘虚入，留结不散"。故治病必求于本，补气益血，当为正道，所谓"气壮而行健，血盛而流通"，则肿结得消，疾病得愈。

六、疝　肿

案1　小儿寒凝气滞癫疝案

一儿八岁，癫疝，阴囊肿胀，核有大小。予令烧荔枝核灰，茴香炒为末，等分，食远温酒调服二钱。不过三服愈。

【赏析】

疝之为病，多与足厥阴肝经相关。因肝主筋，足厥阴肝经"循股阴，入毛中，环阴器，抵小腹"，寒、湿、痰、瘀等邪聚于肝经，经脉收引，则抟聚而为疝。癫疝，《医学原理·疝门》曰："乃得之土地卑湿之处，为寒湿之气所袭而致，治法宜逐湿散寒为主，"又曰"夫疝之病，由肝经并任督肾冲五脉交贯之地郁结而成……治法大要宜乎升散之剂。"荔枝核、小茴香性味皆辛温，入肝经，二药合用，则可温肾暖肝，疏肝行气散结，肝经经脉得舒，则疝自愈。以温酒调服者，酒能通十二经脉，可以助二药温散之力。全方共奏温经散寒，行气止痛之功。

案2　小儿气虚阴囊水肿案

一儿六岁，阴囊胀大如盏，茎皮光肿如泡。一医为之渗湿行气，不效。邀予诊视，脉皆濡缓。

曰：脉缓无力者，气虚也。经云膀胱者，津液之府，气化出焉。气虚不足，无能运化而使之出矣。宜升阳补气可也。遂以人参为君，黄芪、白术、茯苓为臣，牛膝、升麻、陈皮为佐，甘草梢为使，煎服一二帖，囊皱肿消，三帖痊愈。

【赏析】

患儿阴囊胀大如盏，茎皮光肿如泡，据症可知，本案所载应为水疝。《灵枢·刺节真邪》曰："饮食不节，喜怒不时，津液内溢，乃下留于睾，水道不通，日大不休，俛仰不便，趋翔不能，此荥然有水，不上不下，……"指出本病的主要病机为津液内溢，下留于睾，水道不通，聚于囊中所致。渗湿行气，亦可为治疗本病之一法，而不效者，盖津液内溢之因有虚实也。脉濡缓者，气虚也。脾胃为生气之源，又为水之枢纽。饮食不节，禀赋不足，或为外湿所困，脾胃受损，中阳不足，生气之源匮乏，水之枢纽不利，则导致气虚津液内溢，下留于睾，而成本病。故治宜升阳补气。人参味甘温，大补中气为君；黄芪甘温补中益气，升阳举陷，白术甘苦温健脾补气燥湿，茯苓甘淡健脾渗湿，通利水道，三药合用，助人参健脾补中益气为臣；牛膝酸平，利水通淋，助茯苓利水道，升麻助黄芪升阳举陷，陈皮健脾燥湿，又可行气，三药为佐；以甘草梢为使者，《本草从新》曰："甘草梢止茎中痛，淋浊证用之，取其径达茎中也，"与诸药合用共奏补中益气，升阳举陷，通利水道之功也。

七、腿　痛

案　气血亏虚腿痛案

一人四十余，色黄白，季春感冒，发汗过多，遂患左脚腿骹①（厥阴之分）微肿而痛，不能转动。医作阴毒②，治以艾灸。予曰：阴毒虽无肉变高燉③之势，缠绵月余，内必有瘀脓。令用毫针深探之，惟黄水数点而已。后又更医，以锋针于灸疮内深入寸许，则血大出，认为阴毒似有可疑。吾以为属于筋痛，经所谓筋痿者耶。

痿虽软易，其亦有痛者。且其痛时，遍身筋皆肿胀。而右脚内廉筋亦急痛，不能屈伸，以此验之，筋痛可知矣。经曰厥阴少血之经，筋之所主。过汗则亡血，而筋失所养，故急痛也。腿骹变肿者，盖人身之血犹江河之水，洪泛则流沙走石；彼细流浅濑④，则此阻彼碍而壅肿矣。经曰"怯者着而成病"是也。兼之脾胃太虚，呕逆嗳气，饮食少进。是曰：胃者，水谷之海。脾主于胃，行其津液，以养皮肉筋脉。今胃不受，而脾不运，筋脉愈失所养矣。又加灸砭，焦骨伤筋，复耗其血。丹溪曰：血属阴，难成易亏者也。兹则针灸妄施，则血虚耗矣，欲其疾愈，岂可得哉？且经曰筋枯者，举动则痛，是无血以养，俱难治也。所幸者，精神尚好，大便固秘，夜卧安静。于此健其脾胃，使饮食进，则血自生，筋自舒，肿退痛除，庶或可愈。其脉初皆细软而缓，按之无力。予以独参汤一两，一剂与之，其效甚速。

予适他往，更医复灸，又用参、芪、归、术加凉剂，胃气遂不能回矣。再诊，脉变为滑数。脉书言疮科滑脉，未溃宜内消，已溃宜补益。又曰数脉所主为热，其症为虚，是脉与症皆属于虚，亦须大补，托而出之，治亦同法，岂得歧而两途？病居疑似，故详辨之。

吾尝见一妇产后遍身筋痛，遂致不救，是亦亡血故也。

【注释】

①骹（qiāo）：胫骨近脚处较细的部分，亦指脚。宋代梅尧臣《潘歙州话庐山》有"坐石浸两骹，炎肤起芒粟"。

②阴毒：中医病证名，症见面目发青、四肢厥冷、咽喉疼痛，以及身痛、身重、背强、短气呕逆等。又背疽、脑疽、瘰疬、鹤膝风等之不红、不热、不痛、不肿者，亦称"阴毒"。

③焮（xìn）：发炎红肿。

④浅濑（lài）：濑，从沙石上流过的急水。浅濑，不深的急水。《论衡》曰："溪谷之深，流者安洋；浅多沙石，激扬为濑。"张继在《题严陵钓台》中提到："鸟向乔枝聚，鱼依浅濑游。"

【赏析】

患者春季感冒，发汗过多，出现左脚胫骨处微肿而痛，不能转动，医作阴毒治疗，肿处当不红不热，采用艾灸治疗，不效。《金匮要略·百合狐惑阴阳毒病脉证治》对阴毒的描述："阴毒之为病，面目青，身痛如被杖，咽喉痛，五日可治，七日不可治，升麻鳖甲汤去雄黄、蜀椒主之。"王好古创阴毒六歌，亦阐释其症状及治疗："阴毒伤寒身体重，背强眼痛不堪任。小腹痛极口青黑，毒气冲心转不禁。四肢逆冷惟思吐，咽喉不利脉沉细。若能速灸脐轮下，六日看过见喜深。"汪石山查看后，以毫针探查，认为不是阴毒。后更医灸疮内深入寸许，血大出，仍然认为阴毒的可能性大。而汪石山依然坚持自己的看法，认为这属于筋痛，即《内经》所云"筋痿"。《素问·痿论》曰："肝主身之筋膜……肝气热，则胆泄口苦，筋膜干。筋膜干则筋急而挛，发为筋痿。"

《灵枢·经筋》曰："足厥阴之筋，起于大指之上，上结于内踝之前，上循胫，上结内辅之下，上循阴股，结于阴器，络诸筋。其病足大指支内踝之前痛，内辅痛，……"从发病的部位及证候表现，也验证了汪石山的推测。发病缘自外感过汗，"汗血同源"，血虚则筋脉失养，加之患者脾胃素虚，纳食欠佳，气血生化乏源，则筋脉愈失其养。此外，逢前医灸砭，焦骨伤筋，更加损耗阴血。此所谓"不荣则痛"。《伤寒论》第62条："发汗后，身疼痛，脉沉迟，桂枝加芍药生姜各一两人参三两新加汤主之。"亦是汗后伤津动血，而致筋脉失养见身疼痛。考病人精神尚可，大便固秘，夜卧安静，正气尚存，胃气未竭，故急救其阳，予独参汤一两，一剂而病转平安。此后，患者又更他医，复取灸之，又用人参、黄芪、当归、白术加清热之品，导致胃气衰败。再次转至汪石山诊时，脉由细软而缓，按之无力，转为滑数。脉虽滑数，不可作实证治，当为虚证，宜大补之。一脉多症，临床辨析，当合而参之。最后，汪石山以自己亲身经历，强调"血难成易亏"之理，切不可妄动阴血，实受丹溪理论影响深远。

妇 科

一、调 经

案1 瘀久化热经行先后无定期案

一妇瘦小，年二十余，经水紫色，或前或后，临行腹痛，恶寒喜热，或时感寒，腹亦作痛。脉皆细濡近滑，两尺重按略洪而滑。

予曰：血热也。或谓恶寒如此，何得为热？曰：此热极似寒也。遂用黄连酒煮四两，香附、归身尾各二两，五灵脂一两，为末粥丸，空腹吞之，病退。

【赏析】

此案以经行先后无定期并痛经为主证。从临床表现看，经水紫色、时感寒腹亦作痛属血瘀；恶寒喜热，血瘀体质者常不耐受寒邪，"热极似寒"者也可见之。从施用方药看，医者针对所谓"血热"并未使用过多清热凉血药，而仅以黄连清热泻火，却多用香附、归尾、五灵脂行气活血化瘀，且施以调体的常用剂型丸药。综上分析，患者为血瘀体质，且瘀久化热。一般经行先后无定期多责之肝郁和肾虚。本案则由血瘀化热所致，亦开一治疗思路。

案2 脾胃不足崩漏案

一妇身瘦面黄，旧有白带，产后忧劳，经水不止五十余日，间或带下，心前热，上身麻，下身冷，背心胀，口鼻干，额角冷，小便频而多，大便溏而少，食则呕吐，素厌肉味，遣书示病如此。

予曰：虽未见脉，详其所示，多属脾胃不足。令服四君子汤加黄芩、陈皮、神曲、归身二帖，红止白减。复以书示曰：药其神乎！继服十余帖，诸症悉除。

【赏析】

本案以经水不止五十余日为主证。《医学入门》云："非时下血，淋漓不断，谓之漏下；突然暴下，如山崩然，谓之崩中。"《医宗金鉴》亦云："妇人行经之后，淋漓不止，名曰经漏；经血突然大下不止，谓之经崩。"崩漏为病，虽可有虚、实、寒、热四种证型，但本质上还是虚证，或虚中夹实证，发病总因冲任损伤，不能制约经血所致。但冲任二脉需赖脏腑气血的滋养，以发挥其固摄经血的作用，特别是肝肾和脾胃。此案妇人"产后忧劳"，《黄帝内经》谓"劳则气耗"、"思伤脾"，产后气血本虚，复耗气伤脾，脾胃为表里，脾胃有亏，下临于肾，故面黄、上身麻、下身冷、小便频而多、大便溏而少、食则呕吐，素厌肉味，胃经所过之口鼻干、额角冷。脾主统摄，肾主固藏，脾肾亏损，统藏失职，则冲任不摄，血不循经，或崩或漏。起因在耗气伤脾，故用四君子汤加陈皮、神曲补气理脾胃。"阴虚阳博"故有心前热，佐清热之黄芩制其阳焰。另加当归补血活血，中焦得补得行，枢纽复常，则气机紊乱、寒热错杂诸证得解。

案3 脾虚经行泄泻案

一妇经行，泻三日，然后行。诊其脉，皆濡弱。曰：此脾虚也。脾属血属湿，经水将动，脾血已先流注血海，然后下流为经。脾血既亏，则虚而不能运行其湿。故作参苓白术散，每服二钱，一日米饮调下二三次，月余经行不泻矣。

【赏析】

本案以行经前泄泻为主证。经行泄泻较早见于《陈素庵妇科补解》，认为此证乃由脾虚所致。汪石山亦认为病因为脾虚，脾为气血生化之源，主统血，脾为湿土，喜燥恶湿。本病多因素体脾虚，月经将至，脾所化生的血液先入血海，脾虚益甚，运化失职，湿浊不化，下走大肠而泻。汪石山所选参苓白术散出自《太平惠民和剂局方》，功用益气健脾，渗湿止泻，主治脾虚挟湿证。方中人参、白术、茯苓益气健脾渗湿为君药，与扁豆、薏苡仁等配伍，补中气，助脾运，渗湿浊，恢复脾胃受纳与健运之职，则诸症皆除。

案 4　血热血虚崩漏案

一妇产后，经行不止，或红或白或淡。病逾八月，面色黄白，性躁，头眩，脚软，医用参芪补药病益加，用止涩药无效。邀予诊之，右脉濡弱无力，左脉略洪而驶。

曰：右脉弱者，非病也，左脉偏盛，遂觉右脉弱耳，宜主左脉，治以凉血之剂。遂以生地、白芍、白术各一钱，黄芩、阿胶、归身各八分，陈皮、香附、川芎、椿根皮、茯苓各六分，柴胡、甘草各五分，煎服二十余帖而愈。

【赏析】

崩漏一证病因多由虚、热、瘀所致。此案以经行不止八月余为主证，或红或白或淡，属妇科崩漏之漏证。病发产后，下血日久，本当为虚，然性躁，左脉略洪而驶，且用参芪补药病益加，可见为虚中夹实之证。左脉略红而气躁，多为肝郁而血热，方用柴胡四物汤化裁，药用生地、白芍、白术凉血滋阴、柔肝健脾，佐以黄芩共奏清热之功；陈皮、香附、川芎、柴胡理气疏肝；阿胶止血补血，当归身补血行血；椿根皮一味，性味苦涩寒，入胃、大肠经，具有清热燥湿，收敛固涩之功，故能止带、止泻、止血固经；甘草调和诸药。全方凉血理气，疏肝固经，"通因通用"以治其标，滋阴养血，寓通于补以固其本，标本兼治而使病得愈。

案 5　气虚血热崩漏案

一妇形长质脆，面色黄白，孀居十余年，平素食少，内外俱劳，年五十二岁。二月忽血崩，若左手觉热，崩则又甚。医用苦寒黑灰凉血止血之剂，益剧。更用胶艾汤，少愈。偶因子病，住药月余，后服前汤，崩则日少夜多。七月尽，来就予治。右脉浮软颇大，左脉软小而缓，独左尺尤近微弱。

予谓：左脉主血，得此与病相应，右脉主气，今诊得浮软，此乃脾胃气不足也。盖脾具坤静之德，而有乾健之运，虚则不能健运其血矣。胃气者，阳气也，阳主升举，虚则不能升举其血矣。经曰阳病竭而下者此也。又曰阳病治阴，阴病治阳，正其血气，各守其乡，其治此病之谓欤。今气不能健运升举，以致血崩，法当治阳。

世医昧此，但知血热则行，逢冷则凝，逢寒则止，故用苦寒黑灰之剂。殊不知苦以泄胃，寒则降下，故经曰苦伤气，寒伤血，安能治其崩哉？盖脾胃属土恶湿，喜温畏寒，理宜甘温养其脾，则热自除，气自运，而血随气各归其经矣。东垣曰温能除大热。经曰形不足者，温之以气。又曰气生形。又曰气固形实，形主血。又曰阳气者，精则养神，柔则养筋。故古人治血多用养气，岂无所本哉？血逢黑则止，但可以治标耳。经曰胃者五藏之本，苟不固本，未免止而复发。况其所病，或劳，或怒，或恶食，而崩愈甚，此盖由脾胃不足，不胜其劳怒也。

遂用参、芪各四钱，归、术各一钱，甘草、厚朴各五分，炒蒲黄、阿胶各七分，煎服十余帖，崩则昼止夜来。夫夜则阴旺阳衰，阳不足以摄血故也。再以棕皮、五倍子、莲蓬烧灰，加阿胶、蒲黄，粥丸，临晚服，而夜亦止。但清水常流，大便结燥，小便日无夜有。又用润麻丸①加木通、车前，空心吞之。然腰与小腹及脚腿皆痛，胸膈不宽。

予适出月余，归诊，脉皆沉细而数。予曰：数脉所主为热，其症为虚，脉与向日不同，而症反觉虚者，多因久服前药，失于加减，故藏府习熟，而病反见化于药矣，令暂止药。

乘轿归家，登山度岭，加以应接人事，劳而又劳，越三日，血大崩约一桶许，昏愦而气息奄奄，良久稍苏，是夜又崩二三碗许，仍复昏愦。予往视之，脉仍沉细而数。予曰：五十以后，血气大脱，实难求生，但不忍坐视其毙耳。乃用大剂，参、芪各七钱，归、地、姜、附各一钱，甘草五分，煎服二三帖，脉数略减，头痛昏弱，腰脚腿痛亦愈。日则胸膈似烦，至夜亦愈。但小腹时觉微痛，清水常流不绝。

经曰冲脉者，经脉之海，主渗溪谷，与阳明合于宗筋，会于气街，而阳明为之长，皆属于带脉。故阳明虚，则冲脉失养，不能渗灌，气化为水而下流矣。待其胃气稍完，则清者运而为津液，浊者渗而为小便，而水或可止也，经曰"壮者气行则愈"是矣。若遇严寒，又觉小腹腰脚腿痛者，亦由阳虚不御其寒故也。天地稍和，又不觉矣。予曰：病须少愈，然血气虚脱，来春恐无以资生发之气耳。至春，果洞泻而殁。

丹溪曰：气病补血，须不中，亦无所害。血病补气，则血愈虚散，是谓诛罚无过。今病血病，而治以参、芪，宁不犯丹溪之戒乎？予曰：学贵疏通，不可执泥。丹溪又曰：冲任二脉为经脉之海。二脉无损，则血气之行，外循经络，内荣五藏。若劳动过极，损伤二脉，则冲任气虚，不能约制其血，故忽大下，谓之崩中。治宜举养脾胃，大补气血。丹溪治血，何常不归于气虚而养脾胃也！东垣亦曰血脱益气。古圣人之法也，先理其胃，以助生发之气，诸甘药为之先务。盖甘能生血，此阳生阴长之理，故先助胃气。且人之身，纳谷为宝。予考圣经前贤所治血病，未尝专主于治血而不养气。要在临病识宜耳。须然此固不免于死，所以得迟延而无苦楚者，恐亦由于药力也。因笔之，幸同志者考其得失。

【注释】

①润麻丸：由麻子仁、当归、桃仁、生地黄、枳壳组成，具有凉血润燥之功，可治疗血分燥热，大便不通之证。

【赏析】

《素问·阴阳别论》云："阴虚阳搏谓之崩"，崩证因热者多，因寒则少，然既属热，亦是虚火，非实热可比。本案医用苦寒凉血止血之剂益剧，而汪石山用参芪之品甘温除热、升阳滋阴，反解。甘温除热法是李东垣在《内外伤辨惑论》中首次提出："《内经》曰'劳者温之'、'损者温之'，盖温能除大热。"东垣以"内伤"立论，以"阴火"释理，汪石山深得其法。汪石山对参芪亦有其独到的见解，如其在《营卫论》中所言："经曰，阴不足者补之以味，参芪味甘，甘能生血，非补阴而何？又曰，阳不足者温之以气，参芪气温，又能补阳，故仲景曰，气虚血弱，以人参补之，可见参芪不惟补阳，而亦补阴。"

此案为一连案，详细记载了一崩漏患者从发病到误治，病情从好转至加剧，再至缓和，最终病重身故的过程。石山先生对于一见崩漏率用寒凉和炭药，十分反感。虽丹溪有治崩三法"塞流"、"澄源"、"复旧"，但本案患者崩漏源自气虚不固。所谓"有形之血不能速生，无形之气所当急固"。血病治气，是为正治。石山先生十分重视气血之间的关系，施药有据，故病人往往转危为安。对于疾病的预后转归，石山先生预测亦极准，正如此案患者，虽服药症状得到一时缓解，但病程一至，终是不治。

案6 脾阳亏虚经行泄泻案

一妇年逾四十，形长色脆，病经不调，右脉浮软而大，左脉虚软而小近驶。尝时经前作泄。今年四月，感风咳嗽，用汤洗浴，汗多，因泄一月。六月，复因洗浴，发疟六七次。疟须止，而神思不爽。至八月尽，而经水过多，白带时下，泄泻，遂觉右脚疼痛。旧曾闪衄①脚跟。今则借此延痛，臀腿腰胁尾骨、颈项左边筋皆掣痛。或咳嗽一声，则腰眼痛如刀扎。日轻夜重，叫号不已。幸痛稍止，饮食如尝。今详月水过多，白带时下，日轻夜重，泻泄无时，亦属下多亡阴。宜作血虚论治，然服四物止痛之剂益甚。九月，予复诊视，始悟此病，乃合仲景所谓阳生则阴长之法矣。

夫经水多，白带下，常泄泻，皆由阳虚陷下而然，命曰阳脱是也。日轻夜重，盖日阳旺而得健运之职，故血亦无凝滞之患，而日故轻也。夜则阴旺而阳不得其任，失其健运之常，血亦随滞，故夜重也。遂以参、术助阳之药，煎服五七帖，痛减。此亦病症之变，治法殊常，故记之。

【注释】

①衄（nù）：扭，折伤。

【赏析】

此案以经水多、经行泄泻为主症。此妇人或经前泄泻，或行经间泄泻，皆属于经行泄泻的范畴。汪石山认为经水多、白带下、常泄泻皆因阳虚陷下，月经将至时，脾所化生的血液先入血海，脾虚益甚，脾不统血，运化失职，湿浊不化，故经水多、白带下且常泄泻。诸痛日轻夜重则因日间阳旺而脾得健运之职，夜间阴旺而阳虚不能与阴相制衡所致。曾服四物止痛之剂而病重，是未明了气血之间关系，后用参、术等补气健脾、助脾阳之品则证除，体现了石山先生参芪不惟补气，更能补血生血的学术思想，即文中所言"阳生而阴长之法"。

案7 先病湿热郁滞后病寒湿凝滞痛经案

一妇年二十一岁，六月经行，腹痛如刮，难忍求死。脉得细软而驶，尺则沉弱而近驶。予曰：细软属湿，数则为热，尺沉属郁，此湿热郁滞也。以酒煮黄连半斤，炒香附六两，五灵脂半炒半生三两，归身尾二两，为末，粥丸，空心汤下三四钱，服至五六料。越九年，得一子。又越四年，经行两月不断，腹中微痛，又服前丸而愈。续后经行六七日，经止则流清水，腹中微痛，又服前丸，而痛亦止。又经住只有七八日，若至行时，或大行五六日。续则适来适断，或微红，或淡红。红后尝流清水，小腹大痛，渐连遍身胸背腰腿骨里皆痛，自巳至酉乃止。痛则遍身冷，热汗大出，汗止痛减，尚能饮食。自始痛至今历十五年，前药屡服屡效，今罔效者，何也？予在休宁率口，其母伴女荷轿，至彼就医。脉皆洪滑无力，幸其尚有精神。予曰：此非旧日比矣，旧乃郁热，今则虚寒，东垣曰："始为热中，终为寒中"是也。经曰脉至而从，按之不鼓，乃阴盛格阳，当作寒治，且始病时而形敛小，今则形肥大矣。医书曰瘦人血热，肥人气虚，岂可同一治耶？所可虑者，汗大泄而脉不为汗衰，血大崩而脉不为血减耳。其痛日重夜轻，知由阳虚不能健运，故亦凝滞而作痛。以症参脉，宜用助阳。若得脉减痛轻，方为佳兆。遂投参芪归术大剂，加桂、附一帖。来早再诊，脉皆稍宁。随即回宅，服至二三十帖，时当二月。至五月，予适往城，视之，病且愈矣。盖病有始终寒热之异，药有前后用舍不同，形有少壮肥瘦不等，岂可以一方而通治哉？后闻乳有隐核数枚，彼时失告于予，访之外科，归罪于多服参、芪而然。殊不知肥人气虚多滞，若能久服前药，不惟乳无隐核，纵有亦当消矣。多因病退却药，血气未充，故气滞血凝而成此核，经曰"壮者气行则愈"是矣。予以书喻柢，恐一齐传众楚咻[①]，莫能回其惑也。

【注释】

①一齐传众楚咻：从"一齐人傅之，众楚人咻之"简化而来，出自《孟子·滕文公下》。原指一人施教时，众人在旁喧扰。形容由于环境的干扰，做事难于取得成绩；或环境于人之影响甚大。

【赏析】

诱发痛经的原因是多方面的，《景岳全书》言"经行腹痛证有虚实，实者或因寒滞，或因血滞，或因气滞，或因热滞，虚者或因血虚或因气虚。"总以"不通则痛"或"不荣则痛"为主要病机。此案患者年少病痛经，见腹痛如刮，难忍求死，综合脉象，诊为湿热郁滞，治以清热燥湿，行气活血，通经止痛，方中重用黄连为君，苦寒清热燥湿，香附、五灵脂行气活血，调经止痛，归身尾养血活血。患者中年又病痛经，寻前药服用，痛势得减。反复发作，后服前药亦无效。石山先生诊后认为，前时瘦，此时肥，彼为热，此为寒，病有寒热之变化，故不可一药始终。故当下予温阳行气之法，果获良效。其后，又闻此患者乳有隐核数枚，访外科则怪罪于参芪多服。石山先生明言其病机，此《素问·经脉别论》所云："勇者气行则已，怯者则著而为病。"患者同为一人，同患一病，前后有寒热虚实之别，石山先生独具慧眼，剖析明确，值得后学深研。

案 8　湿热下注痛经案

一妇每临经时，腰腹胀痛，玉户淫淫，虫出如鼠粘子状，绿色者数十枚，后经水随至。其夫问故。予曰：厥阴风木生虫，妇人血海属于厥阴，此必风木自甚，兼脾胃湿热而然也。正如春夏之交，木甚湿热之时，而生诸虫是也。宜清厥阴湿热耶。令以酒煮黄连为君，白术、香附为臣，研末，粥丸，空服。吞之月余，经至无虫而妊矣。

【赏析】

此案患者痛经，临经时腰腹胀痛，阴道水出，有类似鼠粘子状小虫排出，古人认为此为脾胃湿热，风木自甚而生诸虫，治以清热燥湿，行气止痛。药用黄连苦寒清热燥湿，白术健脾燥湿，香附行气止痛，调气通经。今人多认为"风木生虫"之说荒诞，此患者阴道分泌物如虫状，或为阴道滴虫所致，可阴道局部给药，并配合中药内服，双管齐下，效果更佳。

案 9　脾虚痰阻妊娠恶阻案

一妇形质瘦小，面色近紫，产后年余，经水不通。首夏忽病，呕吐，手指麻痹，挛拳不能伸展，声音哑小，哕不出声。医皆视为风病，危之。予诊脉，皆细微近滑。曰：此妊娠恶阻病也。众谓经水不通，安有妊理？予谓天下之事有常有变，此乃事之变也。脉虽细微，似近于滑；又尺按不绝，乃妊娠也。遂以四君子加二陈治之，诸症俱减，尚畏粥汤，惟食干糕香燥之物而有生意。

【赏析】

恶阻是妊娠期间最常见的疾患，"恶阻"之意，《胎产心法》说："即恶心而饮食阻隔之义也"。相当于现代医学妊娠反应的一种表现。关于妊娠恶阻的病因，历代医家有不同解释。如《校注妇人良方》言："妊娠恶阻病……由于胃气怯弱，中脘停痰。"戴思恭说："盖其人素有痰饮，血壅遏而不行，故饮随气上。"傅青主认为系肝气上逆等等，总括起来不外痰、热、郁、虚四种。张山雷认为"大率强壮之体，皆无此病，其恶食择食，呕吐泛恶者，皆柔脆者也。"此案妇人形质瘦小，产后年余经水不通，体质多虚，手指麻痹，脉细而近滑，汪石山投四君子汤益气健脾胃而补虚，加二陈汤而祛痰，脾胃健而痰阻祛，诸症俱减。产后并非一定要见经水才会妊娠，汪石山凭"脉象几近于滑，尺按不绝"而断为妊娠，足见其指下有功。

二、出部脉

案1　妇人脉象反常案两则

一妇年逾四十，形色颇实，常患产难倒生，经水不调，或时遍身骨节疼痛，食少倦怠，自汗。予为诊之，两手脉皆不应，惟右关轻按，隐隐然微觉动也。疑脉出部，以指寻按经渠列缺穴分，亦不应。余甚怪之，乃叩其夫。曰：有孕，时医诊亦言无脉。后服八物汤，幸尔易产而得一子。予曰：此由禀赋本来脉不应也，无足怪焉。可见天下事变出无穷，果难一一以常理测也。如《脉经》所谓，但道其常而已。两手无脉，不伤其生，又不妨于胎妊，岂《脉经》所能论及耶？脉或两手出部，或一手出部，予见多矣。两手无脉，而人如故，此亦理之所无，事之大变，故笔记。

予尝考孙兆诊一释者，左脉出部，动于臂上。曰：此反脉也，医书不载。脉行常道，岂有移易？或者少年惊扑，震动心神，故脉脱故道耳。年既长大，血气已定，不能复移也。僧曰：果如所言。予询此妇，未尝得惊，而脉如是，可见亦由于禀赋也。后在歙之江村，诊得两手脉俱出部者数人，或左或右，一手脉出部者尚多。信行诊一妇人，两手脉亦出部。凡此皆事变无穷，理之莫测，岂皆由于惊动哉。夫此须非经水之病因，其脉类前案。故录于此。

【赏析】

以上两则医案均示例出部脉。出部脉即斜飞脉、反关脉，其中脉从尺部斜向虎口腕侧的为斜飞脉，脉反于正常的寸关尺部位的为反关脉。斜飞脉、反关脉可见于一只手，也可见于两只手，属于先天性桡动脉畸形，无特殊的临床意义。因此，临床脉诊为斜飞脉、反关脉也不必惊慌。

案 2　气虚火旺咯血案

一妇有病，请予诊之。右脉缓濡而弱，左手无脉，再再寻之，动于腕臂外廉阳溪偏历之分。乃语之曰：左脉离其部位，其病难以脉知。以右脉言之，似属于脾胃不足也，尚当言其病焉。告曰：每遇经未行前咯血数口，心嘈不安，食少懒倦。予以四君子汤加山栀、陈皮、麦门冬、牡丹皮，煎服数帖而安。

【赏析】

本案妇人左手无脉，再再寻之，动于腕臂外廉阳溪偏历之分，为斜飞脉，属生理性变异脉。右脉缓濡而弱，为脾胃不足之象。妇人又每遇经未行前咯血数口，心嘈不安，食少懒倦，为气虚火旺之证。虚火上扰于肺，迫血离经，发为咯血；上扰于心，则心嘈不安；脾胃不足，气血生化无源则食少懒倦。故以四君子汤为主方治以补中益气，另加山栀、陈皮、麦门冬、牡丹皮以清热滋阴理气。诚如前人所言："……别有一种名曰斜飞；尺则犹是，寸关相违。斜飞之脉，尺部如常，关寸之脉斜行通过高骨。一手如此者甚多。浮沉之间，与常脉稍异。更有一种，正位全无，反出关后，大象模糊。反关之脉，正位全无，反出关后，形如血管。……"勿见怪惊呼，以平常心诊病即可。

三、妊　病

案 1　血热血瘀腰痛案

一妇怀妊八月，尝病腰痛不能转侧，大便燥结。医用人参等补剂，痛益加。用硝、黄通利之药，燥结虽行，而痛如故。予为诊之，脉稍洪近驶。

曰：血热血滞也。宜用四物加木香、乳、没、黄柏，火麻仁。煎服四五帖，痛稍减，燥结润，复加发热面赤，或时恶寒。仍用前方去乳、没、黄柏，加柴胡、黄芩。服二帖，而寒热除，又背心觉寒，腰痛复作。予曰：血已利矣，可于前方加人参一钱。服之获安。

【赏析】

《丹溪心法》有言："产前当清热养血……条芩安胎圣药也。俗人不知，以为寒而不敢用，反谓温热之药可养胎。殊不知产前宜清热，令血循经而不妄行，故能养胎。"本案妇人怀妊八月，经常腰痛不能转侧，大便燥结，脉诊表现为稍洪近驶，为阴血偏虚，血热有瘀之象，故石山先生处以四物加木香、乳、没、黄柏，火麻仁，其中四物汤补血养血，木香、乳、没行气化瘀止痛，黄柏清热泻火，火麻仁养阴润肠通便。药后痛稍减，燥结润，复加发热面赤，或时恶寒，虑少阳不和。仍用前方去乳、没、黄柏，加柴胡、黄芩以和解少阳。服二帖，而寒热自除，又背心觉寒，腰痛复作，遂加人参补气，使气血调和。患者虽怀孕八月，病血热有瘀，清热行气活血化瘀药当用则用，此"有故无殒，亦无殒也"。

案 2　气血两虚兼热不育案

一妇尝患横生逆产七八胎矣，子皆不育。予诊脉皆细濡颇弦。曰：此气血两虚兼热也。

或曰：气血有余，方成妊娠。气血既亏，安能胎耶？予曰：观其形长瘦而脉细濡，属于气血两虚；色青脉弦，属于肝火时炽；而两尺浮滑，似血虚为轻，而气虚为重也。宜以补阴丸除陈皮，倍加香附、参、芪，蜜丸服之，常令接续，逾年临产，果顺而孕一子。

【赏析】

妇人形体长瘦而脉细濡，属于气血两虚体质；色青脉弦，属于肝火炽盛之象；而两尺浮滑，为气血两虚之象，但以气虚为重。故其病证属气血两虚兼热。处以补阴丸（组成为黄柏、知母、龟板、锁阳、当归、熟地、白芍、牛膝、虎胫骨、陈皮；功能滋肾元，益阴血，壮筋骨。）去陈皮滋阴降火，另加香附疏肝理气，参芪补气生血，诸药相合，使气血调和，胞宫得养，故能生产。

四、产 后

案1 脾胃虚弱兼湿泄泻案

一妇产后滑泄，勺水粒米弗能容，即时泄下，如此半月余矣。众皆危之，或用五苓散、平胃散，病益甚。邀予诊之。脉皆濡缓而弱。

曰：此产中劳力，以伤其胃也。若用汤药，愈滋胃湿，非所宜也。令以参苓白术散除砂仁，加陈皮、肉豆蔻，煎姜枣汤调服，旬余而安。

【赏析】

妇人产后泄泻，只能少量饮食，且食后立即泄泻，前医或以五苓散淡渗利湿，或用平胃散燥湿运脾，而病加重。石山先生辨为胃虚有湿之证，胃虽喜润恶燥，若用汤药治疗，则胃湿更甚，遂处以散剂，以参苓白术散为主方健运脾胃，益气养阴而除湿，肉豆蔻温中涩肠止泻，陈皮理气和中，姜枣温中和胃。本案胜在以姜枣汤送服散剂，不助胃湿。

案2 气虚血亏产后发热案

一妇产后，时发昏瞀，身热汗多，眩晕口渴，或时头痛恶心。医用四物凉血之剂，病不减。复用小柴胡，病益甚。予为诊之，脉皆浮洪搏指。

予谓：产后而得是脉，又且汗多，而脉不为汗衰，法在不治。所幸者，气不喘，不作泄耳。其脉如是，恐为凉药所激也。试用人参三钱，黄芪二钱，甘草、当归各七分，白术、门冬各一钱，干姜、陈皮、黄芩各五分，煎服五帖，脉敛而病渐安。

【赏析】

患者产后身热汗多，口渴，医者以为一派热象，而投以四物、小柴胡等凉血清热之剂，而不知其为气虚血亏发热，乃阳随阴散，气血俱虚，脉出浮洪搏指，为孤阳外浮之象。遂治以益气养血清热滋阴之法。石山先生临床应用参芪娴熟自如，认为参芪不惟补气亦能养血，方中人参、黄芪、白术、甘草等补气健脾生血，干姜合人参、白术、甘草温阳健脾，当归补血活血，黄芩清热，麦门冬养胃生津，陈皮理气和中。全方寒温并用，消补兼施，方证相合，故取效迅速，病人转危为安。

附：妇科病论治

石山医案中妇科病医案主要集中在调经、出部脉、妊病、产后，其余妇科病医案则散见各章，涉及病种有经行先后不定期、崩漏、经行泄泻、痛经、妊娠恶阻、妊娠腹痛、滑胎、不孕症、产后发热及妇人妊娠或产后病疟及兼有内伤杂病等，其中又以崩漏、痛经两病所收录病案最多。

人体以脏腑、经络为本，以气血为用。女性因为脏器有胞宫，生理上有月经、胎孕、产育和哺乳等特殊性，因此在病理上亦有其特殊性。经行之后，女子的生理发生了特殊变化，经、孕、产、乳耗血伤血，常常处于血不足、气有余的状态。《灵枢·五音五味》曰："妇人之生，有余于气，不足于血，以其数脱血也。"汪石山云："妇人属阴，以血为本，但人肖天地，阴常不足，妇人加有乳哺月经之耗，是以妇人血病者多。"正是基于妇人的这一生理特点，所以在妇科病的论治用药时，汪石山十分照顾精血，对于大辛大热、大苦大寒之品极少使用或是用量较轻。妇科病的治疗方法很多，肝脾肾这三脏与妇女生理、病理关系最为密切。石山先生治疗妇科疾病，依然贯彻其"营卫论"、"参芪说"的学术思想，多从益气健脾养血入手，辅以清热、燥湿、疏肝、行气、活血、消瘀等，以补为主，通中寓补或补中寓通，但使气血流通为要。常用方剂有补中益气汤、四君子汤、四物汤、异功散、参苓白术散、八珍汤、十全大补汤、补阴丸等。常用药物有人参、黄芪、白术、茯苓、生地、熟地、当归、白芍、川芎、阿胶、陈皮、麦门冬、柴胡、香附、黄芩、黄连、黄柏、甘草等。

兹以崩漏为例，案中涉及崩漏有气虚、血虚、血热等原因，或单一为患，或相兼为病。石山先生常取参芪甘温益气生血，其常言："经曰，阴不足者补之以味，参芪味甘，甘能生血，非补阴而何？又曰，阳不足者温之以气，参芪气温，又能补阳，故仲景曰，气虚血弱，以人参补之，可见参芪不惟补阳，而亦补阴。"益气不忘行气，补血不忘补气，健脾不忘燥湿，温阳不忘寒凉制约。故石山先生之方取法王道，不以霸道取胜，故患者服药后疾病得愈，而不良反应较少。

此外，对于孕妇罹患疾病，石山先生胆大心细，当攻则攻，实胸有成竹之人。如孕妇病疟大黄、槟榔当用则用，孕妇病腰痛乳香、没药、木香亦不在禁忌之列等，所谓"有故无殒，亦无殒也"。

儿 科

一、小儿惊痫

案 1　痰热内阻痫证案

一女年六岁，病左手不能举动三年矣，后复病痫。初用人参、半夏，或效或否。予诊左脉浮洪，右脉颇和。

曰：痰热也。令以帛勒肚，取茶子去壳三钱，挼①碎，以滚汤一碗，滤取汁，隔宿勿食，早晨温服。吐痰如大蒜瓣②者三碗许，手能举动，痫亦不作。

【注释】

①挼（ruó）：揉搓。民本作"按"。

②瓣：原本作"辨"，据文意改。

【赏析】

石山先生在《医学原理·急慢惊风门》云："小儿真阴未长，其体纯阳，心火常亢，肺金受制，不能平木，故肝木常是有余，脾土常是不足。或摄养失宜，致六淫外袭，或为饥饱内伤，致损中气，不能健运，津液凝聚成痰，阻碍升降，而急慢之惊作矣。"故小儿惊痫常与"痰"有关。患者初用人参益气，半夏燥痰，或效或不效，石山先生诊之，认为是痰热之故，遂治以清热祛痰，取茶子去壳。茶子性苦寒，《本草纲目》云其："治喘急咳嗽，去痰垢。"服药后，患者吐痰三碗许，邪有出路，而诸症悉平。

案 2　风邪乘虚内袭惊痫案

予孙应达，初生未满一月，乳媪①抱之怀间，往观春戏时，风寒甚切。及回，即啼不乳，时发惊搐。始用苏合香，继用惊搐药，不效，众皆危之。

予曰：小儿初生，血气未足，风寒易袭，此必风邪乘虚而入也。风喜伤脾，脾主四肢，脾受风扰，故四肢发搐，日夜啼叫不乳。经曰"风淫末疾"是也。其治在脾，脾土不虚，则风邪无容留矣。因煎独参汤，初灌二三匙，啼声稍缓。再灌三五匙，惊搐稍定。再灌半酒杯，则吮乳渐有生意。

【注释】

①乳媪（ǎo）：媪，古代对妇女的通称。乳媪，即乳母的古语。《梁书·袁昂传》："父颛……事败诛死，昂时年五岁，乳媪携抱，匿于庐山 。"

【赏析】

石山先生根据《灵枢·口问》"邪之所在皆不足"和《灵枢·刺法论》"正气存内，邪不可干"等论述，治病注重培元固本。本案小儿初生，血气本来不足，易被风寒之邪所伤。石山先生认为风喜伤脾，脾主四肢，脾受风扰，故四肢发搐，日夜啼叫不乳。这是"风淫末疾"的典型表现。故其治在脾，以培元固本，处之独参汤，补中益气。正如石山先生在《医学原理·急慢惊风门》所云："其急惊者，属肝木风邪有余，治宜苦寒疏泻之剂；慢惊者，属脾土不足，治宜甘温补中之药。"

二、泄　泻

案　胃虚挟暑泄泻案

一孩孟秋泄泻，昼夜十数度，医用五苓散、香薷饮、胃苓汤加肉豆蔻，罔有效者。

予曰：此儿形色娇嫩，外邪易入，且精神怠倦，明是胃气不足，而为暑热所中，胃虚挟暑，安能分别水谷？今专治暑而不补胃，则胃愈虚，邪亦着而不出。经曰"壮者气行则愈，怯者着而成病"是也。令浓煎人参汤饮之。初服三四匙，精神稍回。再服半酒杯，泻泄稍减。由是节次服之，则乳进而病脱。

【赏析】

患儿素体胃气不足，又为暑热之邪所伤，属胃虚挟暑之证。前医有用五苓散淡渗利湿；或用香薷饮祛暑解表，散寒化湿；或用胃苓汤加肉豆蔻健脾温中，燥湿利水等，皆不应病。石山先生认为患者体虚而感暑，虚为本，暑为标，前医治暑而舍虚，徒劳无功，故治病必求于本，当以扶正为主。故用人参汤逐渐递增服，补胃气以培元固本，正胜邪却，体现了石山先生"善用参芪，培元固本"的学术思想。

三、劳

案　劳倦伤脾病暑案

一儿年十一，色白神怯，七月间，发热连日，父令就学，内外俱劳，循至热炽，头痛，正合补中益气汤证。失此不治，以致吐泻，食少。其父知医，乃进理中汤。吐泻少止，渐次眼合，咽哑不言，昏昧不省人事，粥饮有碍，手常搵住阴囊。为灸百会，尾骶不应。

其父质于予。予曰：儿本气怯，又当暑月过劳。经曰劳则气耗。又曰劳倦伤脾。即此观之，伤脾之病也。身热者，经曰阳气者，烦劳则张。盖谓气本阳和，或劳烦，则阳和之气变为邪热矣。头痛者，经曰诸阳皆会于头。今阳气亢极，则邪热熏蒸于头而作痛也。吐泻者，脾胃之清气不升，浊气不降也。目闭者，盖诸脉皆属于目，而眼眶又脾所主，脾伤不能营养诸脉，故眼闭而不开也。咽哑者，盖脾之络连舌本、散舌下，脾伤则络失养，不能言也。经曰脾胃者，水谷之海。五藏皆禀气于脾，脾虚则五藏皆失所养。故肺之咽嗌为之不利，而食难咽；故心之神明为之昏瞀而不知人。常欲手搵阴囊者，盖无病之人，阴升阳降，一有所伤，则升者降，降者升，经曰阴阳反作是也。是以阴升者降，从其类而入厥阴之囊，因阴多阳少，故手欲搵之也。此皆脾胃之病，经谓土极似木，亢则害，承乃制也。症似风木，乃虚象耳，不治脾胃之土，而治肝木之风，欲儿不死难矣！且用参、芪、术各三钱，熟附一钱煎，用匙灌半酒杯，候看如何。

服后，病无进退。连服二三日，神稍清，目稍开，如有生意，食仍难咽。予为诊之，脉皆浮缓，不及四至。予曰：药病相宜，再可减去附子服之。渐渐稍苏。初医或作风热施治，而用荆、防、芩、连、蚕、蝎之类；或作惊痰，而用牛黄、朱砂、轻粉等药。此皆损胃之剂，岂可投诸儿？今得生幸耳，实赖其父之知医也。

或曰：经云无伐天和，其症又无四肢厥冷，时当酷暑而用附子，何也？予曰：

参、芪非附子无速效，而经亦曰假者反之。正如冬月而用承气之类，此亦舍时从症之意也。

【赏析】

古代文人多通医，比如白居易、柳宗元、辛弃疾、苏东坡等。此案患儿幸得其父通医而未误事。患儿因暑病热，加之读书辛劳，内外劳倦伤脾，而见发热、头痛，正合补中益气汤证。失治之后，出现吐泻，食少，当为脾胃虚弱，其父予理中汤（组成为人参、干姜、白术、炙甘草）温阳健脾，当为对症之药。吐泻减少，却见眼合，甚至神昏，灸百会、尾骶而不应。汪石山诊后，断为夏日劳倦伤脾，当补脾升阳，药用人参、黄芪、白术益气健脾升阳，熟附子温阳，且有"借势"之妙。古人治病天人相应，不违天和。《本草正义》云："附子本是辛温大热，其性善走，故为通行十二经纯阳之要药，外则达皮毛而除表寒；里则达下元而温痼冷，彻内彻外，……"此处借用附子走窜之势直达病所。夏月用附子，此所谓"舍时从症"。此后，患儿病情稍缓和，则去附子，继续服前药，调养之后病见好转。另外，汪石山特别提出本案容易混淆之处，病症状若肝风内动，若妄用平肝熄风之剂，如荆芥、防风、黄芩、黄连、僵蚕、全蝎等，或凉肝化痰开窍之品，如牛黄、朱砂、轻粉等，误治之后患儿安得幸免？临床诊病，当慎之又慎！

五官科

一、眼　目

案　脾虚肝乘目昏案

一妇年逾四十，两眼昏昧，咳嗽头痛似鸣，而痛若过饥，恶心。医以眼科治之，病甚。予诊脉皆细弱，脾部尤近弦弱。

曰：脾虚也。东垣云五藏六府，皆禀受于脾，上贯于目。脾虚，则五藏精气皆失所司，不能归明①于目矣。邪逢其身之虚，随眼系入于脑，则脑鸣而头痛。心者，君火也，宜静。相火化②行其令，劳役运动则妄行，侮其所胜，故咳嗽也。医不理脾养血，而从苦寒治眼，是谓治标不治本。乃用参、芪钱半，麦门冬、贝母各一钱，归身八分，陈皮、川芎、黄芩各七分，甘草、甘菊花各五分，麦芽四分，煎服二帖，诸症悉除。

【注释】

①明：衍文，全书本无此字。

②化：全书本作"代"，可从。

【赏析】

目昏脑鸣，非必肝胆火旺之证，本案患者脉象六部皆细弱，且脾部尤近弦弱，加上有易饥、恶心等候，此乃木旺乘土，中土虚甚之证。脾虚则全身气血运化壅滞，目不得血养则昏；头不得血充则鸣且痛；木乘土侮金，土虚不能生金，故时咳嗽。当前病机为脾虚肝乘。治疗应以补脾养血平肝为主。方中人参、黄芪大补脾气，麦门冬、当归养血平肝，贝母润肺止咳，陈皮、川芎、麦芽疏肝行气健脾，黄芩、菊花平抑肝阳，甘草调和诸药，全方共奏补脾养血理气平肝之功。其中脑鸣一症，见于《灵枢·海论》："脑为髓海……髓海不足，则脑转耳鸣"，临床确属难治，而本案脑鸣病机，诚如《灵枢·决气》言："上气不足，脑为之不满……所谓上气者，即宗气上升之气也。"汪石山抓住病机核心所在，故能取效迅速。

石山先生按语中论心者君火宜静，相火侮其所胜故咳，可知肝火略亢，细品脉象，六部皆弱，脾部略弦，可知脾胃虚甚是整体状态，病机为肝木乘土。脾胃已虚，证随本变，故不可再用清泻肝火之品伐胃，而宜补益脾气，抑阴潜阳。故治病当以病机为本，病因、症状仅做参考，不可徒以病因、症状处方开药，医者不可不查。

二、耳　脓

案　气血亏虚久聋病耳脓案

一人年近六十，面色苍白，病左耳聋三十年矣。近年来或头左边及耳皆肿溃脓，脓从耳出甚多，时或又肿复脓。今则右耳亦聋，屡服祛风去热逐痰之药不效。

予诊，左手心脉浮小而驶、肝肾脉沉小而驶，右脉皆虚散而数，此恐乘舆^①远来，脉未定耳。来早脉皆稍敛不及五至，非比日前之甚数也。

夫头之左边及耳前后，皆属于少阳也。经曰：少阳多气少血。今用风药、痰药类皆燥剂。少血之经，又以燥剂燥之，则血愈虚少矣。血少则涩滞，涩滞则壅肿，且血逢冷则凝，今复以寒剂凝之，愈助其壅肿，久则郁而为热，腐肉成脓，从耳中出矣。渐至右耳亦聋者，脉络相贯，血气相依，未有血病而气不病也，是以始则左病而终至于右亦病矣。况病久气血已虚耳，人年六十，血气日涸；而又出久劳伤气血，又多服燥剂以损其气血，脏又大泄，已竭其气血，则虚而又虚可知矣。以理论之，当以滋养气血，气血健旺，则运行有常，而病自去矣。否则不惟病且不除，而脑壅耳疽^②抑亦有不免矣。

以人参二钱，黄芪二钱，归身、白术、生姜各一钱，鼠粘子、连翘、柴胡、陈皮各六分，川芎、片芩、白芍各七分，甘草五分，煎服数十帖而安。

【注释】

①乘舆（yú）：亦作"乘轝"。舆，古代特指天子和诸侯所乘坐的车子。《孟子·梁惠王下》："今乘舆已驾矣，有司未知所之。"乘舆，即乘车。

②脑壅耳疽：脑壅一词见于《圣济总录·脑风》条下，脑风为"风气循风府而上"。所载"脑壅头痛"治用"吹鼻散方"，据此推断症见鼻塞流涕，头痛等。耳疽，即耳部发疮肿。

【赏析】

患者病左耳聋三十年，加之年事已高，气血亏虚。近年又发头左边及左耳肿胀，且脓从左耳出，间断发作，渐渐累及至右耳亦聋。病在少阳所属，又经燥剂损血，其病益甚。取补中益气汤之法兼祛少阳之邪，故以人参、黄芪、白术益气健脾，归身、白芍、川芎、陈皮理气养血活血，鼠黏子（即牛蒡子）、连翘清热解毒，散结消肿，柴胡、黄芩清解少阳之邪，生姜辛温宣散，甘草调和诸药。其中，对于本案脉象的论述尤为精辟形象，为后人示范和警醒。诚如俞震评论本案："汪公之议论精微而又显畅，用药亦标本兼赅，真有掉臂游行之乐。即初诊时乘舆远来，脉未定，而不足凭之说，更可为卤莽者鉴戒"。

三、鼻䶈流涕

案　水亏火旺，灼伤肺金鼻䶈流涕案

一人形近肥而脆，年三十余，内有宠妻。三月间，因劳感热，鼻䶈。久而流涕不休，臭秽难近，渐至目昏耳重，食少体倦。医用四物凉血，或用参芪补气，罔有效者。邀予诊视，脉皆浮濡而滑，按之无力。

曰：病不起矣。初因水不制火，肺因火扰，涕流不休，经云"肺热甚，则出涕"是也。况金体本燥，津液日泄，则燥者枯矣。久则头面诸阳之液亦因以走泄。经云"枯涩不能流通，逆于肉理，乃生痈肿"是也。予归月余，面目耳旁果作痈疮而卒。后见流涕者数人，亦多不效。

【赏析】

患者因房劳又感热邪，而生鼻䶈，流涕不止，气味臭秽。他医以为血热，以凉血四物汤之类治之，又医以为气虚不摄，以参芪补气，均无效。石山先生诊其脉浮濡而滑，按之无力。此因房劳耗伤肾阴，水不制火，相火上扰。肺金为火所扰，流涕不止，进而损伤阴液。久而津液枯竭，气血不通，而成痈肿。正如《素问·生气通天论》云："营气不从，逆于肉理，乃生痈肿。"仲景亦云："数脉不时，则生恶疮也。"石山常用参芪亦为之无效，确实办法不多。其后患者面目耳旁发痈疮，病入膏肓，果如其言而病卒。后人有言用滋水生肝养肺药，或可一治。然流涕不休，正气不断虚弱者，恐难奏效。本例患者究其根本原因，乃是禀赋不足又肆意房事，外加感邪，病邪长驱直入，正气御敌无力，继而他医误治，更是雪上加霜，诚如《素问·汤液醪醴论》亦云："嗜欲无穷，而忧患不止，精气弛坏，营泣卫除，故神去之而病不愈也。"石山先生亦在多个病案当中，谈到纵欲所带来的危害，深受当时程朱理学倡导"存天理，灭人欲"，即节欲的社会主流思潮的影响。

《石山居士传》
医案

案1　劳倦伤脾痞满案

郡侯张歉斋公，年逾五十，过劳怠倦，烦闷，恶食不爽。居士诊之，脉浮小濡缓。曰：此合东垣劳倦伤脾之论也。冬春宜仿补中益气汤例，夏秋宜仿清暑益气汤例，依法守方，服之良愈。又常虑子迟，居士复为诊之，曰：浮沉各得其位，大小不逾其矩，后当有子，果如所言。

【赏析】

本案患者因为过劳损伤脾气，导致运化不足，痰浊内生，故烦闷恶食。脉象浮小缓为气虚之象，为本虚；濡为痰浊之象，为标实。其外症与脉象病机一致，为本虚标实。治病必求其本，故以《脾胃论》补中益气汤（组成为黄芪、人参、白术、升麻、柴胡、当归、陈皮、炙甘草）为主，而夏秋湿热季节，则稍变其方，用《脾胃论》清暑益气汤（组成为黄芪、苍术、升麻、人参、泽泻、炒神曲、橘皮、白术、麦冬、当归身、炙甘草、青皮、黄柏、葛根、五味子）补中益气为主，兼以祛湿。依法服药，病获痊愈。其后患者因子嗣问题复求石山先生，虑其年高而得子不易，正如《素问·上古天真论》提到："丈夫，六八阳气衰竭于上，面焦，发鬓斑白。七八肝气衰，筋不能动。"又再次详查其脉，未见明显衰退之象，故断言其后有子，果如其言，体现了石山先生精湛的脉诊水平。

案2　虚实错杂痞满案

歙呈坎罗斯聪，年逾三十，病中满。朝宽暮急，屡医不效。居士诊视，脉浮小而弦，按之无力，曰：此病宜补。以人参二钱，白术、茯苓各一钱，黄芩、木通、归尾、川芎各八分，栀子、陈皮各七分，厚朴五分，煎服。且喻之曰：初服略胀，久则宽矣。彼疑气无补法，居士曰：此世俗之言也。气虚不补，则失其健顺之常，痞满无从消矣。经曰塞因塞用，正治此病之法也。服之果愈。

【赏析】

本案患者主症为痞。朝宽暮急之因，为虚实夹杂。阳虚之体，于日暮阳衰阴盛时，易生胀满；病在体内阴血分，也会出现日暮正气入于阴血分时，病情加重。脉浮、小、无力，为虚象；弦为痛。病机为本虚标实，虚实错杂，脾胃气虚为本，湿热为标。《医学原理·痞满门》云："痞之为患，由阴伏阳蓄，气血不运而成。……痞惟内觉痞闷，外无胀急之形。……但中有伤寒失下而成者，有气而虚弱不能运行精微而成者，有饮食痰积不能施化而成者，有因湿热壅盛而成者，大法属虚属热属湿。是以虚者，宜参、术诸甘温以补之；热者，宜芩、连、枳壳诸苦寒以泻火，佐以厚朴、生姜、半夏等诸辛温以散之；湿者，宜茯苓、泽泻、木通等诸甘淡以渗之。"

故处方以异功散（组成为人参、白术、茯苓、陈皮、炙甘草）去易生中满之甘草，健脾益气，治本；佛手散（组成为川芎、当归）入血分，行气活血，合栀子、黄芩、木通清热燥湿，佐以厚朴温散除满。世医屡治不效，多以消导破气之法治之，则脾益虚胀益甚。此处消补兼施，以补为主，兼以消导清热之法，与《伤寒论》中厚朴生姜半夏甘草人参汤消补兼施，以消为主，兼以补虚，可成对举，宜细心揣摩。

此外，"气无补法"之说，朱丹溪曾明言反驳："气无补法，世俗之言。以气之为病，痞闷壅塞，似难于补，恐增病势。不思正气虚者，不能运行，邪滞所着而不出，所以为病。经曰：壮者气行则愈，怯者着而为病。苟或气怯，不用补法，气何由行。"

案3　内伤咳嗽咯血案

其弟斯俊，形实而黑，病咳，痰少声嘶，间或咯血。居士诊之，右脉大无伦，时复促而中止，左脉比右略小而软，亦时中止。曰：此肺、脾、肾三经之病也。盖秋阳燥烈，热则伤肺，加之以劳倦伤脾，脾为肺母，母病而子失其所养。女色伤肾，肾为肺子，子伤必盗母气以自奉，而肺愈虚矣。法当从清暑益气汤例而增减之。以人参二钱或三钱，白术、白芍、麦门冬、茯苓各一钱，生地、归身各八分，黄柏、知母、陈皮、神曲各七分，少加甘草五分，煎服。

或曰：《明医杂著》云凡病喘嗽咳血，肺受火邪，误用参、芪，多致不救，谓何？曰：医者意也。徒泥陈言而不知变，乌足以言医？人参虽温，杂于酸苦甘寒群队药中，夺于众势，非惟不能为害，而反为人用矣。孟子曰一薛居州，独如宋王何①？此之谓欤。患者闻之喜曰：非通儒者，论不及此。锐意煎服，月余而安。

【注释】

①一薛居州，独如宋王何：出自《孟子·滕文公下》，原意为一个薛居州，对于宋王又能有什么影响呢。此处指人参配伍大队酸苦甘寒药物，其温性被抑制，即去性存用之意。

【赏析】

《景岳全书·咳嗽》云："咳嗽之要，止惟二证。……一曰外感，一曰内伤而尽之矣。……总之，咳证虽多，无非肺病，而肺之为病，亦无非此二者而已，但于二者之中，当辨阴阳，当分虚实耳。盖外感之咳，阳邪也，阳邪自外而入，故治宜辛温，邪得温而自散也。内伤之咳，阴病也，阴气受伤于内，故治宜甘平养阴，阴气复而嗽自愈也。然外感之邪多有余，若实中有虚，则宜兼补以散之。内伤之病多不足，若虚中挟实，亦当兼清以润之。"

《金匮要略》言："千般疢难，不越三条。"陈无择概括为：内因、外因、不内外因，但内因、外因如何鉴别未明确指出。李东垣《内外伤辨惑论》回答了内因、外因如何鉴别这个问题。李东垣明确指出，外感病，左手脉（人迎脉）大于右手脉（气口脉）；内伤病，右手脉（气口脉）大于左手脉（人迎脉）。本案患者之左脉比右略小，即为明显的内伤脉象。脉大无伦，时复促而中止，为虚象。咳而痰少，声音嘶哑，为气血津液不足之象。间或咯血，为咳嗽损伤肺络。本案病机为气血不足，内伤咳嗽。

故处方以八珍汤（组成为人参、白术、茯苓、炙甘草、地黄、当归、川芎、白芍）去温燥伤阴之川芎，气血双补；加麦门冬补肺肾之阴；知母、黄柏潜降龙雷之火；陈皮、神曲助脾胃运化，以防补益滋腻药碍胃。此外，石山先生借"宋王"之例，说明人参在大队酸苦甘寒药中，其温性受到制约，而不至于助热生火，有去性存用之功，足见其"儒医"的本色。

案4　瘀血腹痛案

罗汝声，年五十余，形瘦而黑，理疏而涩，忽病腹痛，午后愈甚。医曰：此气痛也。治以快气之药，痛亦如。又曰：午后血行阴分，加痛者血滞于阴也，煎以四物汤加乳、没，服之亦不减。诣居士诊之，脉浮细而结，或五、七至一止，或十四五至一止。经论止脉渐退者生，渐进者死。今止脉频则反轻，疏则反重，与《脉经》实相矛盾。居士熟思少顷，曰得之矣。止脉疏而痛甚者，以热动而脉速，频而反轻者，以热退而脉迟故耳，病属阴虚火动无疑。且察其病，起于劳欲。劳则伤心而火动，欲则伤肾而水亏。以人参、白芍补脾为君，熟地、归身滋肾为臣，黄柏、知母、麦门冬清心为佐，山楂、陈皮行滞为使，人乳、童便或出或入，惟人参渐加至四钱或五钱，遇痛进之即愈。

或曰：诸痛与瘦黑人及阴虚火动，参、芪并在所禁，今用之顾效，谓何？居士曰：药无常性，以血药引之则从血，以气药引之则从气，佐之以热则热，佐之以寒则寒，在人善用之耳。况人参不特补气，亦能补血。故曰血虚气弱，当从长沙而用人参是也。所谓诸痛不可用参、芪者，以暴病形实者言耳。罗君年逾五十，气血向虚矣，不用补法，气何由行，痛何由止？经曰壮者气行则愈是也。或者唯唯。

【赏析】

《类证治裁·腹痛论治》云："痛在气分者，攻注不定；在血分者，刺痛不移。……腹痛气滞者多，血滞者少，理气滞不宜动血，理血滞则必兼行气也。古谓痛则不通，通则不痛，故治痛大法，不外温散辛通，而其要则初用通腑，久必通络，尤宜审虚实而施治者矣。"

本案患者之病因为瘀血腹痛。瘀血在阴分，故午后痛甚。结脉，亦为瘀血之脉象。止脉频则反轻，疏则反重，为瘀血阻络之故。病在血分而非气分，故以快气药治之无效。以四物汤加乳香、没药补血活血，而无行气之药，故治之亦无效。

故处方以四物汤去川芎，合麦门冬、人参、人乳补益气血；山楂活血化瘀，合陈皮行气消食化积；知母、黄柏清瘀血之郁热；童便活血化瘀。诸药共奏益气养血，清热化瘀之功。

案5　伤暑吐泻案

临河程正刚，年三十余，形瘦体弱，忽病上吐下泻，勺水粒米不入口者七日，自分死矣。居士诊脉，八至而数，曰：当仲夏而得是脉者，暑邪深入也。上吐下泻，不纳水谷，邪气自甚也，宜以暑治焉。

或曰：深居高堂，暑从何入？居士曰：东垣云远行劳倦，动而得之为伤热；高堂大厦静而得之为伤暑。此正合静而伤暑之论也。但彼用温热，以暑邪在表，此则暑邪已深入矣，变例而用清凉之剂可也。遂以人参白虎汤进半杯，良久再进一杯，遂觉稍安。家人皆大喜，曰：药能起死回生，果然。三服后，减去石膏、知母，再以人参渐次加作四五钱，黄柏、陈皮、麦门冬等，随所兼病而为佐使，一月后，平复如初。

【赏析】

《医学原理·暑门》云："其中暑者，乃无病之人，或于深堂大厦，或于阴木幽林，或恣食寒凉以避暑热，致使周身阳气为内、外阴寒所遏，不得伸越。"

本案患者表现为暴病吐泻，与湿热有关，石山先生辨为伤暑。辨治暑病还需细分湿重还是热重。以方测证，人参白虎汤所治之证当为热重。三剂人参白虎汤退去邪热大势后，疾病性质变为邪少虚多，故处方亦随之减去过于寒凉易伤正之石膏、知母，加入黄柏清热、麦门冬养阴、人参补气、陈皮行气健脾。治暑虽常以清暑益气汤为主加减，但诚如石山先生所言"临症自宜裁度"，当随症变通，不拘一格。

案6　阴虚痰喘案

程福仁，体肥色白，年近六十。痰喘声如曳锯，夜不能卧。居士诊之，脉浮洪，六七至中或有一结，曰：喘病脉洪可治也。脉结者，痰凝经隧耳，宜用生脉汤加竹沥。服之至十余帖，稍定。患者嫌迟，更医服三拗汤，犹以为迟，益以五拗汤，危矣。其弟曰：汪君王道医也，奈何欲速至此？于是复以前方服至三四十帖，病果如失。

【赏析】

本案患者体形肥胖，年近六十，为痰湿体质。痰阻气道，故喘，甚至夜不能卧。痰阻血脉，故六七至而一止。脉浮，主表，亦主阴虚阳浮。本案病机为阴虚有痰。故以生脉饮（组成为人参、麦冬、五味子）益气养阴，竹沥化痰。《本草备要》言竹沥："消风降火，润燥行痰，养血益阴，利窍明目。治中风口噤，痰迷大热，风痉癫狂，烦闷消渴，血虚自汗。"治痰饮，宜标本兼治，不可过用峻剂伤正。

患者嫌药力慢，换服三拗汤及五拗汤（组成为麻黄、杏仁、甘草、荆芥、桔梗）辛温解表，强行发汗，汗血同源，伤及阴血。本案患者之喘为内伤，而非外感。痰为因，喘为果。倒果为因，误汗伤阴，致病加重。后复用前方调摄而平复。对于内伤疾病，尤其是年老体弱之人，治病当以王道，霸道不可持久。王道取效虽缓，胜在标本兼顾，不留后患；霸道虽势如破竹，但伤敌一千，自损八百，实不足取。

案7　气血两虚不孕案

一妇，形肥色淡紫，年几三十，艰于育子。居士脉之，两尺脉皆沉微，法当补血。以形言之，肥人气虚，亦当补气。遂令多服八物汤，仍以补阴丸加参、芪，空腹吞之。三月余有孕。复为诊之，两尺如旧。以理论之，孕不当有。昔人云脉难尽凭，殆此类欤。

【赏析】

《医学原理·胎孕门》云："凡妇人无子，瘦者皆由血少不能摄精，肥者尽因子宫驱脂满溢，与夫痰湿阻塞之故。"本案患者体形肥胖，为痰湿体质。肤色淡紫，为气虚血瘀之象。尺脉沉微，为肾虚及气血不足之象。本案病机为本虚标实，气血两虚有痰瘀。故以八物汤（即八珍汤）及《丹溪心法》补阴丸加人参、黄芪补气血，益脾肾，兼治痰瘀，标本兼顾。此处，脉与症不相符，当舍脉取症。

案8 湿热痿证案

侍御槐塘□□景之，形肥色黑，素畏热而好饮，年三十余。忽病自汗如雨，四肢俱痿，且恶寒，小便短赤，大便或溏或结，饮食亦减。医作风治，用独活寄生汤、小续命汤，弗效。五月间，居士往视，脉沉细而数，约有七至。曰：此痿证也，丹溪云断不可作风治。经云痿有五，皆起于肺热。只此一句，便晓其治之法矣。经又云治痿独取阳明。盖阳明胃与大肠也。胃属土，肺属金，大肠亦属阳金，金赖土生，土亏金失所养而不能下生肾水，水涸火盛，肺愈被伤，况胃主四肢，肺主皮毛。今病四肢不举者，胃土亏也；自汗如雨者，肺金伤也。故治痿之法，独取阳明而兼清肺金之热，正合东垣清燥汤。服百帖，果愈。

【赏析】

脾主肌肉，脾病肌肉无力，故四肢痿弱无力。脾主饮食运化，脾病则饮食减少，运化失常，故大便时溏时结。脾为后天之本，卫气之强弱与脾之强弱关系紧密。脾病则卫气不足，卫气之御寒、司汗孔开合功能失常，故恶寒、自汗如雨。自汗如雨，津液大损，故小便短赤。本案患者体形肥胖，平素喜好饮酒，为痰湿体质。脾喜燥恶湿，嗜饮酒及肥胖体质是导致痿证的重要因素。脉沉，为病在里；脉细，为气血不足；脉数，亦为虚象，《金匮要略·血痹虚劳病脉证并治》："夫男子平人，脉大为劳，极虚亦为劳。"综上本案病因病机为脾虚湿热。

前医不辨外感内伤，用独活寄生汤（组成为独活、桑寄生、杜仲、牛膝、细辛、秦艽、茯苓、肉桂心、防风、川芎、人参、甘草、当归、芍药、干地黄）及小续命汤（组成为麻黄、桂枝、防风、防己、杏仁、黄芩、人参、甘草、大枣、川芎、白芍、大附子、生姜）等治疗外感之方，故无效。

《脾胃论》清燥汤（组成为黄芪、苍术、白术、陈皮、泽泻、人参、茯苓、升麻、当归、生地黄、麦冬、甘草、神曲、黄柏、猪苓、柴胡、黄连、五味子）实包含补中益气汤补脾胃、升清阳，生脉饮益气养阴，五苓散去桂枝利湿，加苍术健脾燥湿，生地黄补肾滋阴清热，神曲健脾消食，黄连、黄柏清热燥湿解毒。纵观全方，补脾化痰利湿为主，补肾滋阴为辅。邓铁涛教授治疗重症肌无力也用补中益气汤为主，稍加枸杞等补肾药。

案9　脾虚肝实痞满案

郑材汪钿，长瘦体弱，病左腹痞满。谷气偏行于右，不能左达，饮食减，大便滞，居士诊其脉，脉缓而弱，不任寻按。曰：此土虚木实也。用人参补脾，枳实泄肝，佐以芍药引金泄木，辅以当归和血润燥，加厚朴、陈皮以宽胀，兼川芎、山栀以散郁。服十余帖，稍宽。因粪结滞，思饮人乳，居士曰：只恐大便滑耳。果如言。遂辞乳媪，仍服前药，每帖加人参四五钱。后思香燥物。曰：脾病气结，香燥无忌也。每日因食香燥榧一二十枚，炙蒸饼十数片，以助药力，年余而安。

【赏析】

此案患者病左腹痞满，纳差，大便难，石山先生诊其脉，脉缓弱，此为虚脉。肝郁脾虚，治以疏肝健脾之法。以人参健脾，枳实疏肝，芍药、当归养血柔肝，再以厚朴、陈皮理气行滞，以解痞满。川芎、栀子，行血郁，解火郁。服药后病稍缓解。后因粪结滞而思人乳，人乳虽可补虚润燥，但患者肝郁脾虚，服之恐有滑肠之弊。其后患者思食香燥之物，遂予香榧、蒸饼食之。香榧，味甘性平，归肺、胃、大肠经，《本草再新》言其"治肺火，健脾土，补气化痰，止咳嗽，定咳喘，去瘀生新。"蒸饼，甘、平、无毒，《本草纲目》言其"消食，养脾胃，温中化滞，益气和血，止汗，利三焦，通水道。"脾喜燥恶湿，香燥之物可行气化湿悦脾，有利于解郁气，而助药力。

案10　气虚昏聩案

庠生罗君辅，年三十余。尝因冒寒发热，医用发表不愈，继用小柴胡，热炽汗多，遂昏昏愦愦，不知其身之所在，卧则如云之停空，行则如风之飘毛，兼又消谷善饥，梦遗诸证。居士观其形类肥者，曰：此内火燔灼而然，虚极矣。诊其脉皆浮洪如指。曰：《脉经》云脉不为肝衰者，死，在法不治。所幸者，脉虽大，按之不鼓，形虽长，而色尚苍，可救也。医以外感治之，所谓虚其虚，误矣。经云邪气乘虚而入，宜以内伤为重。遂以参、芪、归、术大剂，少加桂、附，服十余帖，病减十之二三。再除桂、附加芍药、黄芩，服十余贴，病者始知身卧于床，足履于地，自喜曰可不死矣。服久果起。

【赏析】

患者感寒而发热，医用解表之后，又用小柴胡汤和解，汗出较多，继而出现头脑昏乱，神志不清，消谷善饥，梦遗等证。石山先生观其体型，查其脉象，为内火燔灼，正虚之极之象。病重至此，所幸尚有一线生机。患者因误治而导致汗出过多，阳随汗泄，阳气大虚，而出现所述诸证。石山先生治以参、芪、归、术大剂补养中气，少加桂、附鼓舞阳气，"无形之气所当急固"。待阳回病有起色，减去桂、附之温，加芍药、黄芩清热养阴，冀阳回阴生，体现参、芪既能补气，又能补血之功。

案 11　阳明虚发狂案

槐充胡本修，监生，年逾三十。形肥色白，酒中为人折辱，遂病心恙，或持刀，或逾垣，披发大叫。居士诊之，脉濡缓而虚，按之不足，曰：此阳明虚也，宜变例以实之，庶几可安。先有医者，已用二陈汤加紫苏、枳壳等药进二三帖矣。闻居士言，即厉声曰：吾治将瘥，谁敢夺吾功乎？居士遂告回。

医投牛黄清心丸，如弹丸者三枚，初服颇快，再服躁甚，三服狂病倍发，抚膺号曰：吾热奈何？急呼水救命，家人守医者言，禁不与。趋①楼见神前供水一盂，一呷而尽，犹未快也。复趋厨房得水一桶，满意饮之，狂势始减半，其不死，幸尔。

复请居士治之。以参、芪、甘草甘温之药为君，麦门冬、片黄芩甘寒之剂为臣，青皮疏肝为佐，竹沥清痰为使，芍药、茯苓随其兼证而加减之，酸枣仁、生山栀因其时令而出入之。服之月余，病遂轻。

然忽目系渐急，即瞀昧不知人事，良久复苏。居士曰：无妨，此气虚未复，神志昏乱而然。令其确守前方，夜服安神丸，朝服虎潜丸，以助其药力。年余，熟寝一月而瘥。

【注释】

①趋（qū）：古同"趋"，快走。

【赏析】

此例患者因情志所伤，而出现发狂之证，脉濡缓而虚，按之不足，为虚脉征象。他医见发狂之证，以为是风痰所致，治以二陈汤加紫苏、枳壳。又投清心开窍之牛黄清心丸（组成为黄连、黄芩、山栀仁、郁金、辰砂、牛黄；功能清热解毒，开窍安神），病情不减反增。石山先生据其脉象，认为气虚之脉，治以参、芪、甘草甘温益气，麦门冬、片黄芩甘寒清热，青皮疏肝理气，竹沥清热化痰，或加芍药、茯苓养阴健脾，或加酸枣仁养血安神，生山栀清热解郁，病情逐渐缓解。而后患者突然出现目系渐急，昏昧不知人事，良久才苏醒。石山先生断为气虚未完全恢复，故神明未清。在服药前方基础上，夜服安神丸（组成为朱砂、甘草、黄连、当归、生地黄；功能镇心安神，清热养血），朝服虎潜丸（组成为虎胫骨、牛膝、陈皮、熟地、锁阳、龟板、干姜、当归、知母、黄柏、白芍；功能滋阴降火，强壮筋骨），以助其药力。发狂之因，或由火热，如《素问·至真要大论》言："诸躁狂越，皆属于火，"《素问·阳明脉解》曰："阳盛则使人妄言骂詈，不避亲疏而不欲食，不欲食故妄走也，"或由痰结，如《丹溪心法·癫狂》云："癫为阴，狂为阳，癫多喜而狂多怒，……大率多因痰结于心胸间，"或由痰热，如《医学正传·癫狂痫证》云："大抵狂为痰火湿盛，癫为心血不足，……"多责之于实，而本案因阳明虚而发狂，诚属少见，又如《伤寒论》中桂枝去芍药加蜀漆牡蛎龙骨救逆汤方证亦为阳虚惊狂，当比对参照，或有收获。

案12　湿热痿证案

越十余年，因久坐，渐次痛延左脚及右脚，又延及左右手，不能行动。或作风治而用药酒，或作血虚而用四物，一咽即痛，盖覆稍热及用针砭，痛益甚。煎服熟地黄，或吞虎潜丸，又加右齿及面痛甚。季秋，始请居士诊之，脉濡缓而弱，左脉比右较小，或涩，尺脉尤弱。曰：此痿证也。彼谓痿证不痛，今以肢痛为痿，惑也。居士曰：诸痿皆起于肺热，君善饮，则肺热可知。经云治痿独取阳明。阳明者，胃也。胃主四肢，岂特脚耶？痿兼湿重者，则筋缓而痿软，兼热多者，则筋急而作痛。因检《橘泉翁传》示之，始信痿亦有痛也。又，经云酒客不喜甘。

熟苄味甘，而虎潜丸益之以蜜，则甘多助湿而动胃火，故右齿面痛也。遂以人参二钱，黄芪钱半，白术、茯苓、生地黄、麦门冬各一钱，归身八分，黄柏、知母各七分，甘草四分，煎服五帖，病除，彼遂弃药。季冬复病，仍服前方而愈。

【赏析】

《素问·痿论》言痿证的主要病机是"肺热叶焦"，又分皮、脉、筋、骨、肉五痿，提出"治痿独取阳明"的基本原则。本案患者逐渐出现左右脚痛，继而左右手不能行动。前医据其疼痛多将其作痹证治疗，或药酒，或汤药，抑或是针砭等，均是从虚从寒而治，反使病情加重。石山先生从其脉象，辨为湿热痿证，并列举《医史橘泉翁传》记载一例热证致痿证见脚膝痹痛作为佐证。故治用人参、黄芪、白术、茯苓益气健脾祛湿，生地、麦门冬、归身滋阴养血清热，黄柏、知母清热燥湿，甘草调和诸药。全方共奏益气健脾养血，清热燥湿滋阴之功。

案13 宫热不孕案

溪南吴道济妻，年逾三十，无子。诊视其脉近和，惟尺部觉洪滑耳。问得何病？曰：子宫有热，血海不固尔。道济曰：然。每行人道，经水则来，乃喻以丹溪大补丸，加山茱萸、白龙骨止涩之药，以治其内，再以乱发灰、白矾灰、黄连、五倍子为末，用指点水染入阴户，以治其外。依法治之，果愈而孕。

【赏析】

《医学原理·胎孕门》言："胎育之肇，在妇之气血和平而始有孕。"此案妇人多年不孕，每行房事，月经则来，石山先生诊其脉，惟觉尺部洪滑，认为子宫有热，热迫血行，血海不固，气血不平，因此不能结精怀子。治以丹溪大补丸，加酸涩的山茱萸、龙骨。丹溪大补丸方出《丹溪心法·卷三》，组成为黄柏、知母、熟地黄、龟板，功能补阴清热。石山先生并用外治法，以血余炭、白矾灰、黄连、五倍子研末，用指点水染入阴道，功能清热固涩燥湿。内外合治，双管齐下，故取效迅捷。

案 14　血虚脚膝挛痛案

吴传芳妻，年逾五十。病左脚膝挛痛，不能履地，夜甚于昼，小腹亦或作痛。诊其脉浮细缓弱，按之无力，尺脉尤甚，病属血衰。遂以四物汤加牛膝、红花、黄柏、乌药。连进十余帖而安。

【赏析】

《素问·上古天真论》言："女子七七，任脉虚，太冲脉衰少，天癸竭，地道不通，故形坏而无子也。"患者年逾五十，气血衰少，病左脚膝挛痛，夜甚于昼，其病在阴血分。其脉浮细缓弱，按之无力，尺脉尤弱，亦为血虚。肝藏血，主筋。若肝血虚，不能濡养经筋，则见筋急挛痛。因此以四物汤补养肝血，牛膝补肝肾，强筋骨，红花活血通经，散瘀止痛，黄柏清热燥湿，乌药行气止痛，以缓解小腹痛。药证相合，服十余帖而病愈。

案 15　肾虚火旺咯血案

吴良鼎，形瘦而苍，年逾二十。忽病咳嗽，咯血，兼吐黑痰，医用参、术之剂，病愈甚。居士诊之，两手寸关浮软，两尺强洪而滑，此肾虚火旺而然也。遂以四物汤加黄柏、知母、白术、陈皮、麦门冬之类。治之月余，尺脉稍平，肾热亦减。依前方再加人参一钱，兼服枳术丸加人参、山栀以助其脾，六味地黄丸加黄柏以滋其肾，半年痊愈。

【赏析】

此例患者病咳嗽、咯血，并吐黑痰，他医以为虚证，用参、术补药，病反愈甚。石山居士诊其脉，寸关浮软，两尺脉洪滑。寸关主上中二焦，脉浮软，非实火在上焦；尺脉洪滑，是为虚火在下焦。此为下焦阴虚火旺，肺失清肃之令，故作此病。故治以清热养血滋阴之法，以四物汤养血调血，加知母、黄柏，清泻肾火，陈皮理气，麦门冬滋阴。病稍缓和，一则在前方基础加人参，以加强益气健脾养血之功，再则以张元素枳术丸加人参、山栀健脾益气清热，同时服用六味地黄丸加黄柏滋肾清热养阴，多方调服，井然有序，故病获痊愈。

案16 忧郁伤脾咳嗽案

吴福孙之媳，年几三十。因夫在外纳宠，过于忧郁，患咳嗽，甚则吐食呕血，兼发热、恶寒、自汗，医用葛氏保和汤不效。居士诊其脉，皆浮濡而弱，按之无力，晨则近驶，午后则缓。曰：此忧患伤脾病也。脾伤则气结，而肺失所养，故咳嗽。家人曰：神医也。遂用麦门冬、片黄芩以清肺，陈皮、香附以散郁，人参、黄芪、芍药、甘草以安脾，归身、阿胶以和血。服数帖，病稍宽。后每帖渐加人参至五六钱，月余而愈。

【赏析】

脾在志为思，忧思则易伤脾。此案患者因忧思伤脾，气机郁结，脾失运化，出现吐食；脾不化精微以养肺，肺失所养，出现咳嗽、咯血。肺主皮毛，气不达表，出现发热、恶寒、自汗。脉浮濡而弱，按之无力，为虚证。前医用葛氏保和汤（组成为知母、生地黄、款冬花、紫菀、薏苡仁、阿胶、天冬、麦冬、百合、马兜铃、杏仁、五味子、桔梗、贝母、天花粉、紫苏、薄荷、当归、生甘草；功能滋阴降火润肺）不效，重养阴润肺，未重健脾行气；石山先生用麦门冬、片黄芩以养肺清肺，陈皮、香附理气运脾，人参、黄芪、甘草以益气安脾，芍药、归身、阿胶以养血和血，病证相合，故调理月余而愈。

案17 肾阴虚水肿案

竦塘[①]黄崇贵，年三十余。病水肿，面光如胞，腹大如箕，脚肿如槌，饮食减少。居士诊之，脉浮缓而濡，两尺尤弱。曰：此得之酒色，宜补肾水。家人骇曰：水势如此，视者不曰通利，则曰渗泄，先生乃欲补之水，不益剧耶？曰：经云水极似土，正此病也。水极者，本病也；似土者，虚象也。今用通利渗泄而治其虚象，则下多亡阴，渗泄耗肾，是愈伤其本病而增土湿之势矣。岂知亢则害、承乃制之旨乎？遂令空腹服六味地黄丸，再以四物汤加黄柏、木通、厚朴、陈皮、参、术。煎服十余帖，肿遂减半，三十帖痊愈。

【注释】

①竦（sǒng）塘：地名，是古徽州众多文化底蕴深厚的古村落之一，明朝时属歙县，今属徽州区西溪南镇。

【赏析】

《素问·水热穴论》指出水肿："故其本在肾，其末在肺。"《素问·至真要大论》又指出："诸湿肿满，皆属于脾。"故水肿发病与肺脾肾密切相关。

此例患者病水肿，脉浮缓而濡，两尺尤弱。为虚证之脉，两尺部主肾，为肾虚之证。石山先生认为是酒色损伤肾阴所致。肾阴为一身阴液之本源，肾阴既亏，肾失其主水之职，余脏失于滋养而阴亦虚，脾阴虚不能散精于肺，肺失清润不能通调水道，下输膀胱，水液不循常道，泛溢肌肤，发为水肿。治以六味地黄丸滋养肾阴，使肾有所主，四物汤养血活血，黄柏清热燥湿，木通利尿通淋，厚朴、陈皮行气除满，人参、白术健脾益气，全方共奏滋阴清热，健脾燥湿，益气消肿之功。

石山先生指出本案水肿乃阴虚之故，立滋阴养血益气消肿之法。后贤张锡纯论阴虚水肿："因阴分虚损，常作灼热，浸至小便不利，积成水肿"，用生怀山药、生怀地黄、生杭芍、玄参、大甘枸杞、沙参、滑石滋阴利水，可供参考。

案 18　气虚眩晕案

侍御泾县萧君吉夫，年逾五十，患眩晕，溲涩，体倦，梦遗，心跳，通夜不寐，易感风寒，诸药俱不中病。居士诊之，脉或浮大，或小弱无常，曰：此虚之故也。丹溪云肥人气虚，宜用参、芪，又云黑人气实，不宜用之。果从形软，抑从色软？居士熟思之，色虽黑而气虚，当从形治。遂以参、芪为君，白术、茯苓、木通为臣，山栀子、酸枣仁、麦门冬为佐，陈皮、神曲为使，煎服。晨吞六味地黄丸，夜服安神丸，逾年病安。

【赏析】

《圣济总录》云："风头旋者，以气虚怯，所禀不充，阳气不能上至于脑，风邪易入，与气相鼓，致头旋而晕也。"患者年逾五十，正气日衰。肾气虚故溲涩、体倦，心气虚故心跳，心肾不交故梦遗、不寐。"正气存内，邪不可干"；"邪之所凑，其气必虚"，虚则易感外邪。脉形时或浮大，时或小弱，《濒湖脉诀》谓"浮而无力是血虚"、"弱脉阴虚阳气衰"，《医学从众录》又云："右手滑实为痰积，脉大是久病，虚大是气虚，"故呈现一派虚象。脾胃为后天之本，气血生化之源，故当先补脾，石山先生以四君子汤加减，参芪为君大补脾胃之气，白术补气健脾，茯苓、木通寓补于泻，补气而不留邪，栀子入三焦，清君相邪火，酸枣仁滋养肝肾而安神，麦门冬清心除烦，陈皮、神曲理气和胃健脾，全方配伍精当，气足则清窍得养，眩晕自止。晨服六味地黄丸滋养肾气，使虚火不亢，夜服安神丸镇心安神，清热养血，使心肾交通，则梦遗自止，夜寐则安。石山先生用药井然有序，犹如调兵遣将，指挥得当，病则渐除。

案 19　木火乘土痫证案

休宁程勇，年三十余。久病痫症，多发于晨盥时，或见如黄狗走前，则昏瞀仆地，手足瘈瘲，不省人事，良久乃苏，或作痰火治而用芩连二陈汤，或作风痰治而用全蝎僵蚕寿星丸，或作痰迷心窍而用金箔镇心丹，皆不中病。居士诊之，脉皆缓弱颇弦，曰：此木火乘土之病也。夫早晨阳分，而狗阳物，黄土色，胃属阳土，虚为木火所乘矣。经云诸脉皆属于目，故目击异物而病作矣。理宜实胃泻肝而火自息。《本草》云泄其肝者，缓其中。遂以参、芪、归、术、陈皮、神曲、茯苓、黄芩、麦门冬、荆芥穗。煎服十余帖，病减，再服月余而安。

【赏析】

《寿世保元·痫症》："盖痫疾之原，得之惊，或在母腹之时，或在有生之后，必因惊恐而致疾。盖恐则气下，惊则气乱，恐气归肾，惊气归心。并于心肾，则肝脾独虚，肝虚则生风，脾虚则生痰。蓄极而通，其发也暴，故令风痰上涌而痫作矣。"患者作痰火、风痰、痰迷心窍，皆不中病，又因见黄狗在前而发病，有受惊之疑。诊得脉皆缓弱颇弦，弱为虚脉，弦脉主饮，病在肝胆，"见肝之病，当先实脾"，当补脾泻肝，方用补中益气汤加减，去掉柴胡、升麻，加茯苓淡渗利湿，神曲健脾和胃，黄芩、麦冬清热除烦，《本草经解》云荆芥"气温，禀天春升之木气，入足少阳胆经、足厥阴肝经"，"辛以达风木之气，温以发相火之郁，郁火散而风宁，诸症平矣"。全方补脾为本，兼祛风痰之邪，治病求源，病必除之。

案 20　情志不调眩晕案

学上篁墩①程先生，形色清癯，肌肤细白，年四十余。患眩晕，四肢倦怠，夜寐心悸言乱，或用加减四物汤甘寒以理血，或用神圣复气汤②辛热以理气，又或作痰火治，或作湿热治，俱不效。遣书请居士诊之，脉皆沉细不利，心部散涩。曰：此阴脉也。脾与心必因忧思所伤，宜仿归脾汤例加散郁行湿之药。先生喜曰：真切真切。服数帖，病果向安。一夕，因懊恼忽变，急请诊视。脉三五不调，或数或止，先生以为怪脉，居士曰：此促脉也，无足虑焉。曰：何如而脉变若此？曰：此必怒激其火然也。先生哂曰：子真神人耶！以淡酒调木香调气散一匕，服之，其脉即如常。

【注释】

①篁墩（huáng dūn）：地名，古徽州歙县篁墩村，今黄山市屯溪区屯光镇篁墩村，是程颢、程颐、朱熹的故里和新安理学的发祥地。

②神圣复气汤：出自《脾胃论》，组成及用法为黑附子、干姜、防风、郁李仁、人参、当归身、半夏、升麻、甘草、柴胡、羌活、白葵花；上件药都一服，水五盏，煎至二盏，入橘皮、草豆蔻仁、黄芪；上件入在内，再煎至一盏，再入下项药：生地黄、黄柏、黄连、枳壳，以上四味，预一日另用新水浸，又以：细辛、川芎、蔓荆子预一日用新水半大盏，分作二处浸。此三味并黄柏等煎正药作一大盏，不去渣，入此浸者药，再上火煎至一大盏，去渣，稍热服，空心。治疗"治复气，乘冬足太阳寒气，足少阴肾水之旺。子能令母实，手太阴肺实。反来侮土，火木受邪"。

【赏析】

患者形色清癯，肌肤细白，可知身体素虚，脾胃尚弱，饮食不佳，营卫之气化源不足，不能营养肌肤腠理，四肢百骸，故四肢倦怠；水谷精微乏源，不能入心化赤，亦不能充养宗气助心行血，心气遂虚。心主神志，心气虚故夜寐心悸言乱。气血俱虚则不能上荣清窍而眩晕。医家不识病源，作血病、气病、痰火、湿热，俱不中病。脉得沉细不畅，沉脉主里，不畅则示气郁，"湿伤于血，脉缓细涩"，心部脉应该浮大而散，今见散涩，心血已虚。故从脉象可得，患者气血俱虚，兼有气郁、湿邪。居士以归脾汤调治心脾，补益气血，另加散郁行湿之药，如砂仁化湿开胃，郁金行气解郁。全方用药思想明确，应手取效。后因正气尚未复原，加之懊恼，气机不畅，故见脉象三五不调，数而时一止，居士用酒调木香顺气散（组成为苍术、厚朴、木香、青皮、陈皮、生姜、升麻、柴胡、半夏、茯苓、泽泻、当归、草豆蔻、吴茱萸、益智仁）疏肝行气，更借酒之力鼓动气血运行，气血已顺，其脉自平。

案21　邪入少阳痈疽案

汉口[①]孙以德，形肥色紫，年逾五十，颈项少阳之分，痈肿如碗。居士诊之，脉浮小而滑，乃语之曰：少阳多气少血之经，宜补。若用寻常驱热败毒之药，痈溃之后难免别患。彼以为然。遂煎参、芪、归、术膏一二斤，用茶调服无时，盖茶能引至少阳故也。旬余，痈溃而起。

【注释】

①汉（chà）口：地名，位于休宁县东南，休宁县有名的古镇，古有"一河两宰相，五里三状元"的美誉。

【赏析】

《证治准绳·疡医》云："《灵枢》云：发于颈者，名曰夭疽。其痈大而赤黑，不急治，则热气下入渊腋，前伤任脉，内熏肝肺，熏肝肺十余日而死矣。或问：颈上生痈疽何如？曰：是颈痈也，属手少阳三焦经，郁火、积愤、惊惶所致。初觉即隔蒜灸，服活命饮加玄参、桔梗、升麻，及胜金丹、夺命丹汗之。壮实者，一粒金丹下之；老弱者，十全大补汤、人参养荣汤。若溃而不敛，烦躁胀满，小便如淋，呕吐者死。"颈项为少阳经循行部位，"经络所过，主治所及"，少阳居于半表半里之间，其病变也速。其症状为痈疽色白质软，不痛不痒，口不渴，舌淡，脉浮小而滑。浮小阴虚，滑主痰饮。少阳经为多气少血之经，《证治准绳》谓"气血既虚，兼以六淫之邪而变生诸证，必用内托，令其毒热出于肌表，则可愈也。凡内托之药，以补药为主，活血祛邪之药佐之。"故用参芪归术补气养血，膏质粘稠，饴则缓中，气血充足，经脉充盈，邪无所聚，痈疽自散。

案 22　气虚身如虫行案

程贵英，形长而瘦，色白而脆，年三十余。得奇疾，遍身淫淫循行如虫，或从左脚腿起，渐次而上至头，复下于右脚，自觉虫行有声之状，召医诊视，多不识其为何病。居士往诊，其脉浮小而濡，按之不足，兼察其形、视其色、参诸脉，知其为虚证矣。《伤寒论》云："身如虫行，汗多亡阳也。"遂仿此例，而用补中益气汤，多加参、芪，以酒炒黄柏五分佐之。服至二三十帖，遂愈。

【赏析】

《诸病源候论·风行身体如虫行候》云："夫人虚，风邪中于荣卫，溢于皮肤之间，与虚热并。故游奕遍体，状若虫行也。"患者形长而瘦，瘦人多虚火，其色白而脆，其体质本虚。其脉浮小而濡，其阴必虚，里必不足，又如《伤寒论》阳明篇云："身如虫行，汗多亡阳也，"也足已说明此病以虚证居多。综合考量，当以补虚为主，兼退虚热，石山先生运用补中益气汤，重用参芪，增强补气之力，气行则血行，血行风自灭；稍佐酒炒黄柏清虚热。药证合拍，服药痊愈，故此怪病迎刃而解。此案足以反映石山熟读经典，博览群书，理论功底十分扎实。

案 23　五行相侮咳嗽案

孙杲，年二十余。病咳嗽，呕血，盗汗，或肠鸣作泻，午后发热。居士往视，其脉细数，无复伦次，因语之曰：《难经》云七传者，逆经传也。初因肾水涸竭，是肾病矣。肾邪传之于心，故发热而夜重；心邪传之于肺，故咳嗽而汗泄；肺邪传之于肝，故胁痛而气壅；肝邪传之于脾，故肠鸣而作泄；脾邪复传于肾，而肾不能再受邪矣。今病兼此数者，死不出旬日之外矣。果如期而逝。

【赏析】

患者病咳嗽，呕血，盗汗，或肠鸣作泄，午后发热，脉细数，一派阴虚之象。《医学正传》云："咳，脉浮直者生。脉浮濡者生。脉紧者死，沉小伏匿者死。咳而羸瘦，脉坚大者死。咳而脱形发热，脉小坚急者死。凡肌瘦脱形，热不去，咳呕，腹胀且泄，脉弦急者，皆死证也。"亦如石山先生所诊，五脏之病形皆见，五行相生则顺，五行相克则逆，肾水克心火，心火克肺金，肺金克肝木，肝木克脾土。故病属难治，患者多预后不良。

案 24　气虚血崩案

野山汪盛妻，年逾四十，形色苍紫，忽病血崩，诸医莫治。或用凉血，或用止涩，罔效。居士察其六脉，皆沉濡而缓，按之无力。以脉论之，乃气病，非血病也，当用甘温之剂，健脾理胃，庶几胃气上腾，血行经络，无复崩矣，遂用补中益气汤多加参、芪，兼服参苓白术散，崩果愈。

【赏析】

《傅青主女科》云："妇人有一时血崩，两目黑暗，昏晕在地，不省人事者，人莫不谓火盛动血也。然此火非实火，乃虚火耳。世人一见血崩，往往用止涩之品，虽亦能取效于一时，但不用补阴之药，则虚火易于冲击，恐随止随发，以致经年累月不能痊愈者有之。是止崩之药，不可独用，必须于补阴之中行止崩之法。"患者六脉皆沉濡而缓，按之无力，"无力而沉虚与气"，况年逾四十，身体素虚，形色苍紫，气虚之象，治疗当补气健脾理胃，用补中益气汤重用参芪补中益气"有形之血不能速生，无形之气所当急固"，使脾胃之气上腾，妄行之血得收摄，血归于经，另煎服参苓白术散，健脾祛湿，用药直达病所，崩漏自止。补中益气汤与参苓白术散各有所偏重，前者使气血速回，后者使湿邪速去，脾喜燥恶湿，湿去则脾复健运，气血已复，脾气健运，脾主统血，则崩自收。

案 25　伏病不治案

汪民子，形瘦而脆，色白而嫩，年逾二十，将治装他出。居士诊视良久，乃语之曰：某时病将至矣。书寸楮①遗之，盖欲其止也，彼不以为然。后果如期病，不起。

【注释】

①寸楮（chǔ）：楮，纸的代称。此处指短信。

【赏析】

《难经》曰："望而知之谓之神，闻而知之谓之圣，问而知之谓之工，切而知之谓之巧。"中医讲究望闻问切，此案反映了石山先生望诊的高明。扁鹊望齐候之色，张仲景察王仲宣之色候，均反映了望诊的重要性，亦是治未病的精髓所在。

《史记·扁鹊仓公列传》曰："人之所病，病疾多；而医之所病，病道少。故病有六不治：骄恣不论于理，一不治也；轻身重财，二不治也；衣食不能适，三不治也；阴阳并，脏气不定，四不治也；形羸不能服药，五不治也；信巫不信医，六不治也。有此一者，则重难治也。"所以说，患者的依从性好，也是治好疾病的重要因素之一。

案26　瘀血疝痛案

逢村王恕，年二十余。因水中久立过劳，病疝痛。痛时腹中有磊块，起落如滚浪，其痛尤甚。居士诊其脉，皆弦细而缓，按之似涩，曰：此血病也。考之方书，疝有七，皆不宜下，所治多用温散之药，以气言之，兹宜变法治之，乃用小承气加桃仁下之，其痛如失。三日痛复作，比前加甚。脉之，轻则弦大，重则散涩。思之，莫得其说。问曾食何物？曰：食鸡卵二枚而已。曰：已得之矣。令以指探喉中，吐出令尽，而痛解矣。

【赏析】

本案所载为瘀血疝痛。疝之为病，多与足厥阴肝经相关，而多用温散之药，是因为疝证多为风寒湿等邪乘人之虚，结聚于肝经致使筋脉收引抟聚而成。此言其大要，而临证之时，尚需结合实际情况进行治疗。此案病者痛时腹中有磊块，起落如滚浪，其痛尤甚，结合其脉象弦细而缓，按之似涩，此为瘀血无疑，虽说诸疝皆不宜下，然而此证如不下之则瘀血不除，瘀血不除则疝痛不愈。故治以小承气汤加桃仁下之。其中桃仁活血化瘀，大黄则可下瘀血，二药合用，破血化瘀，使瘀血从谷道而出，枳实、厚朴二药下气宽中，又可行气止痛，以助桃仁、大黄下瘀止痛之功，瘀血得除，其痛自止。后食鸡卵而复作者，因病后新瘥，胃气不足，食鸡卵则壅滞中焦，使气不流行，因而作痛，吐出后壅滞得去则痛解。

案 27 真阳虚衰喘证病亡案

黄豹，年逾六十。病气喘，顾谓其子曰：愿得石山先生来，吾无憾矣。其子夤夜①舁②至，视其脉皆萦萦如蛛丝。问曰：吉凶何如？居士久之，若有难言者。彼悟曰：吾不得济矣。是夜书讫标书五纸付其子而逝。

【注释】

①夤（yín）夜：深夜，寅时的黑夜，为凌晨 3 点至 5 点，古代称之为夤夜。

②舁（yú）：共同用手抬，共同抬东西。

【赏析】

喘证之根本在于肺肾，肺为气之主，肾为气之根，肺之宣降功能与肾之摄纳功能失常为本病的主要病机。《伤寒论·辨脉法》曰："脉萦萦如蜘蛛丝者，阳气衰也。"据案中所载，病者患疾恐年久日深，加之天癸已竭，真阳大衰，故回天乏力。一定程度上反映了时代的局限性，囿于当时医疗条件，一些比较危重的病人得不到恰当的治疗，而失去生命。本案从一个侧面体现了石山先生在病患当中声望很高，患者为求一见，不惜深夜延请，否则死不瞑目。

案 28 血瘀腹痛案

大坑方细，形瘦，年三十余。忽病腹痛，磊块起落如波浪然，昼轻夜重。医用木香、沉香磨服，及服六君子汤，皆不验。居士诊其脉，浮缓弦小，重按似涩。曰：此血病也，前药作气治谬矣。彼谓血则有形，发时虽有块磊，痛或则消而无迹，非气而何？盖不知有形者，血积也；无形者，血滞也。滞视积略轻耳，安得作气论耶？若然，则前药胡为不验？遂用四物汤加三棱、蓬术、乳香、没药。服之，痛遂脱然。

【赏析】

腹痛之病因病机多端，或虚或实，或寒或热，或气滞或血瘀等等，其治疗则虚则补之，实则泻之，寒则热之，热则清之，气滞则行气，血瘀则活血。今病者忽而腹痛，其起病也急，且腹中有磊块起落，则知其非因虚而痛也。又据其脉症可知其痛非寒热所致，当责之气血，然他医用木香、沉香、六君子等皆不效，且其脉沉涩，故可知为血病。血为阴，故其痛昼轻夜重，而脉涩且沉。故治疗本病，当须用血药。

四物汤，出自《仙授理伤续断秘方》，由白芍、当归、熟地、川芎组成，本用于治疗外伤肠内有瘀血者，具有活血散瘀、缓急止痛之功，再加三棱、莪术、乳香、没药等活血行气、消积止痛，诸药合用，则血滞可散，磊块可除，血脉通畅则其痛豁然。

案 29　诊脉辨胎儿男女案

一妇，形长色紫，妊五月矣。托居士脉之，以别男女。曰：脉右大于左。《脉诀》云：“左大为男，右为女，”今脉右大当是女耶。彼则喜曰：我男胎矣。往岁有妊时，尊甫先生诊之，亦谓右脉浮大，当是女孕，后生男。今妊又得是脉，可知为男矣。后果生男。居士曰：脉书但道其常，莫能尽其变，此医所以贵乎望、闻、问、切也。

【赏析】

《医学原理·胎孕门》之“胎孕脉法”中记载：“《脉经》曰：妇人三部脉浮沉，孕子也；……妊娠四月，脉左疾者为男，右疾者为女，俱疾者为生二男。又云：右手沉实为男，右手浮大为女，右左俱沉实生二男，左右手俱浮大，生二女。又云：妇人尺脉左偏大为男，右偏大为女。”古人以脉辨孕别男女论述较多，不可执一而论，诚如石山先生所云：“脉书但道其常，莫能尽其变，此医所以贵乎望、闻、问、切也。”

案 30　肝木乘脾胃反案

九江钞厂主事郑君希大，瘦长而色青白，性急刚果，年三十余，病反胃，每食入良久复出，又嚼又咽，但不吐耳。或作气治而用丁香、藿香，或作痰治而用半夏、南星，或作寒治而用姜附，药俱罔效。居士脉之，皆缓弱稍弦。曰：非气非痰，亦非寒也，乃肝凌脾之病。经云能合脉色，可以万全。君面青性急，肝木甚也，脉缓而弱，脾土虚也。遂用四君子汤加陈皮、神曲，少佐姜炒黄连，以泄气逆。服月余而愈。

【赏析】

反胃者，即胃反也。《金匮要略·呕吐哕下利病脉证治》曰："趺阳脉浮而涩，浮则为虚，涩则伤脾，脾伤则不磨，朝食暮吐，暮食朝吐，宿谷不化，名曰胃反；"《诸病源候论·脾胃病诸候》曰："停水积饮在胃脘则脏冷，脏冷则脾不磨，脾不磨则宿谷不化，其气逆而成胃反也，"由此可知胃反的主要表现为朝食暮吐，暮食朝吐，其主要病机为脾伤不能磨谷，宿谷不化，胃气上逆。而治气、治痰、治寒之法于本病皆为治标之法，且与本案之病机不符，故不能取效。病者脉缓弱稍弦，脉缓弱合脾伤不能磨谷之机；脉弦面青，而病者素又性急刚果，木盛可知矣，如此则知其为肝凌脾之病也，而脾虚为其根本病机。故治宜扶土抑木之法，药用四君子汤加减。四君子汤由人参、茯苓、白术、甘草组成，有健脾益气之功，以补脾土之不足；加陈皮、神曲，健胃消食，以助磨谷，佐以黄连泄肝木之盛，用姜制者以减其苦寒之性，诸药合用，脾气得健，肝气得平，逆气自除，其病则愈。

案 31　气血亏虚背痈案

钞厂陈库子，其父年老患背痈。居士诊视，脉洪缓而濡，痈肿如碗，皮肉不变，按之不甚痛，微发寒热，乃语之曰：若在膊胂，经络交错、皮薄骨高之处，则难矣。今肿去胛骨下掌许，乃太阳经分，尚可治。遂用黄芪五钱，当归、羌活、甘草节各一钱。先令以被盖暖，药热服，令微汗。寝熟肿消一晕，五服遂安。时居士舟去半日，其子驾小艇载鹅米追及，拜曰：吾父更生，故来谢耳。

【赏析】

《外科理例》论痈疽虚实曰："凡痈疽之作，皆五脏六腑蓄毒不流，""凡大痈疽，藉气血为主。"本案乃老年患痈，气血已衰，故其痈肿皮肉不变，且按之不甚痛；其脉洪缓而濡亦是气血不足之征；而微发寒热是正邪竞争所致。药用黄芪、当归、羌活、甘草节者，是宗当归补血汤之意。《内外伤辨惑论》当归补血汤治症有"其脉洪大而虚，重按全无"者，与本案之脉相合，故用之。加羌活、甘草者，以其痈在太阳经分，羌活可入太阳经以散太阳经之邪，而"先令以被盖暖，药热服，令微汗"之用意则在于助羌活以发散表邪，且羌活还可通畅血脉托毒生肌，如《本草汇言》曰："羌活功能调达肢体，通畅血脉……故疡症以之能排脓托毒，发溃生肌"，而甘草则有解毒之功；诸药合用共奏益气生血，托毒生肌之功。

案32　土虚火盛狂证案

居士弟樟之妻，瘦长色苍，年三十余。忽病狂言，披发倮形①，不知羞恶，众皆谓为心风。或欲饮以粪清，或欲吐以痰药。居士诊其脉，浮缓而濡，乃语之曰：此必忍饥，或劳倦伤胃而然耳。经云二阳之病发心脾。二阳者，胃与大肠也。忍饥、过劳，胃伤而火动矣，延及心脾，则心所藏之神，脾所藏之意，皆为之扰乱，失其所依归矣，安得不狂？内伤发狂，阳明虚也，法当补之。遂用独参汤加竹沥，饮之而愈。

【注释】

①倮（luǒ）形：倮，同裸，指人的身体一丝不挂。

【赏析】

狂证素多以痰火为病者，故医家多以清火、祛痰为治。但本案却有所不同：病者虽表现为狂言、披发倮形之状，似是实证，然而诊其脉却是浮缓而濡，脉证不相符。《素问·疏五过论》曰："……必问饮食居处，暴乐暴苦，始乐后苦，皆伤精气。精气竭绝，形体毁沮。"综合考虑，石山先生认为本病是由于忍饥劳倦伤胃，"胃伤而火动，延及心脾"所致，遂用补法治之，取独参汤加竹沥饮之而愈，而治疗的结果也证实了石山先生判断的正确性。《灵枢·癫狂》曰："狂始生……

得之忧饥，治之取手太阴、阳明，血变而止，及取足太阴、阳明。"独参汤取人参"安精神，定魂魄，止惊悸"（《神农本草经》）之功，且《本草纲目》引李言闻论人参曰："如土虚火旺之病，则宜生参，凉薄之气，以泻火而补土，是纯用其气也"；竹沥性寒而滑，与人参同用可清阳明火邪而又不伤中，二药合用共收补土泻火之功，如此则心脾获安，神有所藏，其病自愈。

案 33 脾肾阳虚伤暑案

福州李俊，年三十余。忽病渴热昏闷，面赤倦怠。居士诊之，脉皆浮缓而弱，两尺尤甚，曰：此得之色欲，药宜温热。其弟曰：先生之言诚是也，但病热如此，复加热药，惑矣。居士曰：经云寒极生热。此症是也。肾虚寒者，本病也；热甚者，虚象也。譬之雷火，雨骤而火愈炽，日出火斯灭矣。遂以附子理中汤煎热冷服，三帖热渴减半，再服清暑益气汤，十余帖而安。

【赏析】

此处之雷火，亦称为阴火，本质是阳虚寒盛，导致虚阳上浮、外越、下陷而引起的种种"肿痛火形"。《医理真传》云："大凡阳虚之人，阴气自然必盛，阴气盛必上腾，即现牙痛龈肿，口疮舌烂，齿血喉痛，大小便不利之病。"此案患者，见渴热昏闷，面赤倦怠之症，状若阳热，耗伤气阴之象，但脉皆浮缓而弱，两尺尤甚，石山先生责之色欲伤肾之故。"阳气者，精则养神，柔则养筋"，"阳气者，烦劳则张"，渴热昏闷，面赤倦怠乃阳虚阴盛，虚阳上越之故。故先治以附子理中汤（组成为炮附子、人参、干姜、白术、炙甘草）补虚回阳，温中散寒，以救其急，同时热药冷服，防其被阴寒所格拒。病情缓解，其气虚阴伤之形显露，故改用清暑益气汤清热益气，祛湿生津而病愈。此标本缓急先后之法，当细细辨析。

案 34 气血两虚反食案

李一之，年近四十，病反食，与近邻二人脉病颇同。居士曰：二人者，皆急于名利，惟一之心宽可治。遂以八物汤减地黄，加藿香为末，用蜜、韭汁调服而愈。二人逾年果没。

【赏析】

《医学原理·噎膈反胃门》"丹溪治噎膈反胃活套"云："噎膈反胃之症，大约有四，曰血虚，曰气虚，曰热，曰痰。……如气虚者，脉必缓而无力。治宜四君子汤为主加减。如血虚者，脉必数而无力。治宜四物汤为主加减。"中年患者病反食，石山先生治以八物汤（即八珍汤，组成为当归、川芎、熟地、白芍、人参、白术、茯苓、炙甘草）减地黄益气补血，藿香芳香化浊，和中止呕，韭菜汁温中行气，散血通痹，蜂蜜补中润燥，调和诸药。全方共奏益气养血，温中止呕之功。以方测证，当见反食，胃纳不佳，脘腹痞闷，面白萎黄少华，倦怠乏力等症。

案 35 脾胃虚弱痢疾案

一之妻，病痢瘦弱，久伏床枕，粥食入胃，即腹痛呕吐，必吐尽所食乃止。由是粒食不下咽者，四十余日，医皆危之。居士诊曰：病与脉应，无虑也。不劳以药，惟宜饲以米饮，使胃常得谷气，白露节后，病当获安。如期果愈。

【赏析】

此案患者身体瘦弱，又患痢疾久病卧床，粥食难入，食入即吐，疾病日久，胃气受损，正气亏虚。石山先生诊其脉，患者一派虚象，言其病在中焦脾胃，故补其脾胃，顾护正气即可。所谓"有胃气则生，无胃气则死"，"安谷则昌，绝谷则亡"。脾胃为后天之本，气血生化之源，脾胃之气的盛衰直接反映疾病的变化、转归和预后。粳米有调和胃气，温养肠胃之功，取米饮服用，患者更易吸收，是病去而不伤胃气，胃气渐复，疾病乃愈。

案 36 病酒后卒案

其侄春，年十七时，秋间病酒，视为小恙。居士诊之曰：脉危矣。彼不为然，别请医治而愈，惟遍身疮痍。十月间，复造诣之，其侄出揖，以示病已获安，意谓向之诊视欠精也。复为诊之曰：不利于春。至立春果卒。

【赏析】

朱丹溪言酒："本草止言酒热而有毒，不言其湿中发热，近于相火，醉后振寒战栗可见矣。又性喜升，气必随之，痰郁于上，溺涩于下，恣饮寒凉，其热内郁，肺气大伤。其始也病浅，或呕吐，或自汗，或疮疥，或鼻衄，或泄痢，或心脾痛，尚可散而去之。其久也病深，或消渴，或内疽，或肺萎，或鼓胀，或失明，或哮喘，或劳瘵，或癫痫，或痔漏，为难明之病，非具眼未易处也。"此案患者年十七，气血未壮，秋间病酒，石山先生诊其脉，言病危而患者不以为然，经他医治疗，余症痊愈，唯见遍身疮痍，此肺气大伤，热毒外发皮毛之象。石山先生其后诊之，言其病加重于春，恐预后不良，果如其言，其人病卒。"亢则害，承乃制"，春乃肝旺之季，木旺伐金，故病情加重。《素问·大奇论》有通过脉象辨别吉凶生死的记载："脉至浮合，浮合如数，一息十至以上，是经气不足也，微见九十日死。……脉至如偃刀，偃刀者，浮之小急，按之坚大急，五脏菀热，寒热独并于肾也，如此其人不得坐，立春而死。"

案37　过劳伤酒发热案

汪世昌，形肥色紫，年逾三十。秋间病恶寒发热，头痛，自汗，恶心，咯痰，恶食，医以疟治。居士诊之，脉浮濡而缓，右寸略弦，曰：非疟也，此必过劳伤酒所致。饮以清暑益气汤，四五服而愈。

【赏析】

据《伤寒论》"太阳之为病，脉浮，头项强痛而恶寒。""太阳病，发热，汗出，恶风，脉缓者，名为中风。"，患者见恶寒发热，头痛，自汗，状似太阳中风证；前医据"秋善病风疟"，错当疟治。石山先生据其脉象，断为过劳伤酒所致。劳则气耗，酒则生湿热，故患者病发恶寒发热，头痛，自汗，恶心，咯痰，恶食等，脉见浮濡而缓，右寸略弦，均为气虚兼有湿热之故。当与太阳中风证发热恶风寒，汗出，头项强痛，脉浮缓及疟疾的寒战，壮热，头痛，汗出，休作有时相鉴别。故治用清暑益气汤益气清热除湿，理气养阴理血。方证对应，故患者服四五剂而愈。

案 38　肺虚火旺鼻衄案

九都许僖，形魁伟，色黑善饮，年五十余。病衄如注，嗽喘不能伏枕，医以四物汤加麦门冬、阿胶、桑白皮、黄柏、知母，进入愈甚。居士诊之，脉大如指。《脉经》云：鼻衄失血沉细宜，设见浮大即倾危。据此，法不救，所幸者，色黑耳。脉大非热，乃气虚也。此金极似火之病，若补其肺气之虚，则火自退矣。医用寒凉降火之剂，是不知《素问》"亢则害，承乃制"之旨。遂用人参三钱，黄芪二钱，甘草、白术、茯苓、陈皮、神曲、麦门冬、归身甘温之药进之，一帖病减，十帖病瘥。后十余年，复诊之，语其子曰：越三年，寿止矣。果验。

【赏析】

此案患者年迈，病鼻衄，咳喘不能平卧，服补血滋阴，清热润肺药后病情加重。据《脉经》云："鼻衄吐血沉细宜，忽然浮大即倾危。"，《医学入门》亦曰："大凡失血，脉贵沉细，设见浮大，后必难治。"石山先生诊之，其脉大如指，断为危候。此脉大并非热象，是气虚之证。肺气虚已极而类似肺阴虚火旺之证，当补气则火退病愈。医者用寒凉降火之剂，不明"亢则害，承乃制"之理。方用异功散加味，药用人参、黄芪补益肺气，甘草、白术、茯苓、陈皮、神曲健脾益气，麦冬、当归养阴补血活血，服药后其病得愈。其后十余年，石山先生再次诊治该患者，断言其三年寿止，果如其言，说明石山先生医术高超，准确预测疾病预后。

案 39　气血虚弱滑胎案

一妇，长瘦色黄白，性躁急，年三十余。常患坠胎，已七八见矣。居士诊之，脉皆柔软无力，两尺虽浮而弱，不任寻按。曰：此因坠胎太多，气血耗甚，胎无所滋养，故频坠。譬如水涸而禾枯，土削而木倒也。况三月、五月正属少阳火动之时，加以性躁而激发之，故坠多在三、五、七月也。宜大补汤去桂加黄柏、黄芩煎服，仍用研末蜜丸服之，庶可存全。服半年，胎果固而生二子。

【赏析】

《景岳全书·妇人规》"数堕胎"中言："凡妊娠之数见堕胎者，必以气脉亏损而然。而亏损之由，有禀质之素弱者，有年力之衰残者，有忧怒劳苦而困其精力者，有色欲不慎而盗损其生气者，此外如跌扑、饮食之类，皆能伤其气脉。气脉有伤而胎可无恙者，非先天之最完固者不能，而常人则未之有也。且胎怀十月，经养各有所主，所以屡见小产、堕胎者，多在三月及五月、七月之间，而下次之堕必如期复然。"此案中年妇女，体瘦面色萎黄，性情急躁，堕胎多次，居士诊其脉，脉皆柔软无力，两尺脉虽浮但弱，指出其胎元不固之因，源自过往堕胎太多，气血亏虚，胎元无以滋养，因此频坠。况且三月、五月正是少阳火动之时，而患者本身性情急躁激发少阳火动，故多在三月、五月、七月坠胎。治以十全大补汤去辛热之肉桂温补气血，加黄柏、黄芩清热安胎，以蜜为丸，徐徐图之，寄望能保全胎儿。服药半年，胎元稳固而顺利产子。

案 40　脾胃虚弱妊娠腹痛案

一妇，年逾三十，久疟。疟止有妊五月，忽病腹痛，泄泻，头痛，发渴，右脉浮滑，左脉细滑。居士以四君子汤加石膏、黄芩，煎服二帖，头痛、泄泻虽除，又加肛门胀急，其夫欲用利药。居士曰：耐烦二日，候胃气稍完，然后以四物汤加酒大黄、槟榔，利三四行，胀急稍宽，再服枳术丸加黄芩、归身，一料病去，而胎亦无损。

【赏析】

腹痛之病机，不外"不通则痛"与"不荣则痛"。此案患者乃中年女性，病久疟，疟止而有孕五月，突发腹痛、泄泻，兼头痛、口渴，右脉浮滑，左脉细滑，乃一派虚弱之征。石山先生先用四君子汤益气健脾，石膏、黄芩清热安胎。服药二帖，患者头痛、泄泻消失，复加肛门胀急，此为病疟日久，耗伤阴血，气机壅滞所致，故用四物汤滋养阴血，加大黄、槟榔行气导滞。后用枳术丸健脾行气，当归补血活血止痛，黄芩清热安胎，使患者气血流通，腹痛得去，诸症平复，胎元稳固，"有故无殒，亦无殒也"。

案41　胆虚痰阻心悸善恐案

一女，年十五。病心悸，常若有人捕之，欲避而无所也。其母抱之于怀，数婢护之于外，犹恐恐然不能安寝。医者以为病心，用安神丸、镇心丸、四物汤不效。居士诊之，脉皆细弱而缓，曰：此胆病也。用温胆汤服之而安。

【赏析】

《济生方·惊悸论治》有云："惊悸者，心虚胆怯之所致也。"此案患者心悸胆怯，畏惧生人，夜难安寝，服安神重镇定志之安神丸、镇心丸，滋阴养血之四物汤均无效。石山先生诊之，脉细弱而缓，实乃胆气不足，心胆怯懦之证。胆主决断，与肝同主疏泄，胆气不足，疏泄失职，内生痰饮，上扰于心，且失决断之能，故心悸善恐。故治以温胆汤理气化痰，利胆安神，故病情得愈。《医学入门》亦有"心病怔忡宜温胆"的观点。

案42　气虚兼郁热腹痛案

居士之甥汪宦，体弱色脆，常病腹痛，恶寒发热，呕泄倦卧，时或吐虫，至三五日或十数日而止。或用丁沉作气治，或用姜附作寒治，或用消克作积治，或用燥烈作痰治，固有效者。居士诊视，脉皆濡小近驶，曰：察脉观形，乃气虚兼郁热也。遂用参、芪、归、术、川芎、茯苓、甘草、香附、陈皮、黄芩、芍药，服之而安。

或曰：诸痛不可用参、芪并酸寒之剂，今犯之何也？曰：病久属郁，郁则生热。又气属阳，为表之卫，气虚则表失所卫，而贼邪易入，外感激其内郁，故痛大作。今用甘温以固表，则外邪莫袭，酸寒以清内，则郁热日消，病由是愈。

【赏析】

腹痛一症，或寒或热，或虚或实，其病机为"不通则痛"或"不荣则痛"。具体而言，是多种原因导致脏腑气机不利，经脉气血阻滞，脏腑经络失养所致。《素问·举痛论》曰："寒气客于肠胃之间，膜原之下，血不得散，小络引急，故痛。……热气留于小肠，肠中痛，瘅热焦渴，则坚干不得出，故痛而闭不通矣。"

《金匮要略·腹满寒疝宿食病脉证治》亦云："病者腹满，按之不痛为虚，痛者为实，可下之。舌黄未下者，下之黄自去。"

本案患者时常腹痛，"体弱色脆"，有正虚一面。恶寒发热，乃外感风寒故；呕泄倦卧，时或吐虫，乃脾气虚弱，健运失职，气机反作之故。石山诊其脉，濡小为虚，近驰为热。前医以气逆论治，施以丁香、沉香，丁香温中降逆、暖肾助阳、下气止痛，沉香行气止痛、温中止呕、纳气平喘，弃气虚则罔闻；又以虚寒论治，施以干姜、附子，干姜温中散寒、回阳通脉、温肺化饮，附子补火助阳、散寒祛湿，置郁热则不顾；又以积滞论治，用消克之品如山楂、麦芽之类，或以痰湿论治，用燥烈之品如半夏、南星之类。总而言之，药未中的，谬以千里。石山针对气虚兼郁热的病机，以十全大补去熟地、肉桂补气养血，川芎、香附、陈皮行气止痛，黄芩、芍药清热，全方扶正祛邪，攻补兼施，药证相合，故服之则安。

《丹溪心法·腹痛》云："……诸痛，不可用参、芪、白术，盖补其气，气旺不通则痛愈甚。白芍药，只治血虚腹痛，诸痛证不可用，以酸收敛。"此为前贤治疗腹痛所言禁例，石山先生却使用了参、芪、白术及苦寒之黄芩、芍药，有违此例，故详呈其因。病久而郁，郁而化热，加之平素体虚，气虚而卫弱，御邪无力，"邪之所凑"，直犯虚处，所谓至虚之处便是留邪之所，故腹痛大作。"正气存内，邪不可干"，正气足则卫外有力，邪无所犯，酸苦清热，则郁热可消。此为治病求本之法，虽不循常理，而行之有效。

案43　气血亏虚虚厥案

胡本清甫，形肥色紫，年逾七十。忽病瞀昧[①]，但其目系渐急，即合眼昏愦[②]，如瞌睡者，头面有所触皆不避，少顷而苏。问之，曰：不知也。一日或发二三次，医作风治，病加重。居士诊其脉，病发之时，脉皆结止，苏则脉如常，但浮虚耳，曰：此虚病也。盖病发而脉结者，血少气劣耳。苏则气血流通，心志皆得所养，故脉又如常也。遂以大补汤去桂，加麦门冬、陈皮，补其气血而安。

三子俱邑庠生[③]，时欲应试而惧。居士曰：三年之内，保无恙也，越此，非予所知。果验。

【注释】

①瞀（mào）昧：昏蒙迷惑，精神错乱。《素问·六元正纪大论》："少阳所至为惊躁，瞀昧，暴病。"

②昏懵（měng）：昏迷，迷糊。清·赵翼《檐曝杂记·三界庙》："途次三儿廷俊甫周晬，忽患异证，连日昏懵，不乳不哭，医莫能愈也。"

③邑庠生：邑庠是明清时代的县级学校。庠生，指的是秀才。邑庠生指的是县里的秀才。

【赏析】

患者年迈而"形肥色紫"，实有气虚质或兼痰湿。突然病发昏蒙，目眩，闭眼则昏迷如瞌睡状，头面触碰外物而不知回避，少时则苏醒。询问本人，亦不知之前昏迷之事。一天之内甚至发作两到三次，曾延医治疗，以风论治反而使病情加重。石山诊其脉，发现患者病发时，脉皆结代，苏醒时脉近正常，只是浮虚，故断为气血亏虚所致。气血亏虚，清窍失养则见昏瞀，目失其养则见目眩，心失所养，神明失守则见神志不清。故治疗当大补气血，治以十全大补汤化裁。药用人参、黄芪、白术、炙甘草、茯苓益气健脾，当归、川芎、熟地、白芍、麦冬滋阴养血，陈皮理气除滞。患者三子皆因其父病情而不敢参加考试，石山作出保证，三年之内患者当病情稳定，其后也果如其言，也反映了石山对于患者病情心中有数，了解其转归与预后，体现了石山高明的医术。

此案被收录《古今医案按·厥》中，如俞震所言，此厥为晕厥，重在"神昏若死"，有别于《黄帝内经》《伤寒杂病论》所言厥者，"手足逆冷耳"。

案 44　土虚木乘手足瘛疭案

石门陈奈，形短颇肥，色白近苍，年逾二十。因祈雨过劳，遂病手足瘛疭①，如小儿发惊之状，五日勺水不入口，语言艰涩。或作痰火治，或作风症治，皆不验。居士视之，脉皆浮缓而濡，按之无力。曰：此因劳倦伤脾，土极似木②之病也。经云："亢则害，承乃制"是矣。夫五行自相制伏，平和之时，隐而不见，一有所负，则所胜者见矣。今病脾土受伤，则土中之木发而为病，四肢为之瘛疭也。盖脾主四肢，风主动故也。若作风痰治之，必致于死，惟宜补其脾土之虚，则肝木之风自息矣。遂以参、术为君，陈皮、甘草、归身为臣，黄柏、麦门冬为佐。经云泄其肝者，缓其中，故用白芍为使，引金泄木，以缓其中。一服，逾宿遂起，服至十余帖全安。

【注释】

①瘛疭（chìzòng）：手足抽搐。

②土极似木：指土亢盛到极点，会表现出某些木的特征。当五运六气偏亢过度，就会出现"胜己之化"的假象。刘完素根据"亢害承制"理论，提出"木极似金，金极似火，火极似水，水极似土，土极似木"。

【赏析】

患者因过劳而发手足抽搐，形似小儿惊风，五日水不得入口，语言艰涩难出。《素问·至真要大论》云："诸风掉眩，皆属于肝"，"诸热瞀瘛，皆属于火"。故前医有作痰热治，或作风证治，均无效。考其"形短颇肥，色白近苍"，脉浮缓而濡，按之无力，此"劳倦伤脾，土极似木"也。《素问玄机原病式·湿类》指出"土极似木"可表现为"诸痉刚强，亢则害，承乃制，故湿过极，则反兼风化制之。然兼化者，假象，而实非风也。"若误作风痰，平肝熄风化痰，则中土衰败，病至不救。故治以补脾制肝。其中补脾益气当用人参、白术，陈皮、甘草理气和中，归身养血，此处用补血药，亦合石山治虚损病大法，"如气分虚重者，宜补气药倍于补血药"。黄柏、麦门冬清热养阴、泻火坚阴，惟制肝之法极为巧妙。《难经》曰："治损之法若何？损其肺者益其气，损其心者调其荣卫，损其脾者调其饮食，适其寒温，损其肝者缓其中，损其肾者益其精。"《素问·脏气法时论》曰："肝欲散，急食辛以散之，用辛补之，酸泄之。""肝苦急，急食甘以缓之。"《金匮要略·脏腑经络先后病脉证》曰："夫肝之病，补用酸，助用焦苦，益用甘味之药调之。"石山用白芍一味，"引金泄木，以缓其中"，甚合经旨。故用药效如桴鼓，患者"一服，逾宿遂起，服至十余帖全安。"

案45　心脾两伤伤暑案

陈校，瘦长而脆，暑月过劳，饥饮烧酒，遂病热汗，昏懵语乱。居士视之，脉皆浮小而缓，按之虚豁。曰：此暑伤心、劳伤脾也。盖心藏神，脾藏意，二藏被伤，宜有此症。法宜清暑以安心，益脾以宁意。遂用八物汤加麦门冬、山栀子、陈皮，煎服十余帖而愈。

【赏析】

暑月多湿热，劳倦伤脾，加之饥饿饮烧酒，酒为辛热之品，《本草纲目》言酒："痛饮则伤神耗血，损胃亡精，生痰动火。"热迫津泄则发热汗出，暑伤心神则"昏懵语乱"。脉浮小而缓，按之虚豁，反映其心脾两虚。心主夏，《素问·四气调神大论》曰："逆夏气则暑气伤心。"《奇症汇》谈到饮食劳倦伤脾产生一系列病变的机理："夫阳气者，清顺调和之气也，或劳动过度，或酒食过伤，则扰动其阳，变而为邪热矣。然脾胃以阳气为主，阳变为热血必沸腾而越出于上矣。昏晕者由热熏灼，故神昏运倒而类风也。……然胸膈心肺之分，为阳之位，清阳居上，而邪热扰之，则阳不得畅达，而心脾之神魂不免为之昏乱矣。" 故石山将病机归纳为"暑伤心、劳伤脾"。治宜"清暑以安心，益脾以宁意"，方用八物汤（即八珍汤）化裁。其中八珍汤补气养血，补气以健脾，养血以宁心，麦门冬、山栀清热养阴，陈皮理气除滞。"气为血之帅，血为气之母"，这也反映了石山用药重视气血的互根互用。从方中用药来看，以扶正为主，兼以祛邪，亦是充分考虑了患者"瘦长而脆"的体质，以及患病的时间、起因，体现了中医辨证论治的思想。

案46　肾亏血少，肝木凌脾膈病案

竹园陈某，形瘦而苍，年逾五十。居士诊视其脉，皆弦涩而缓，尺脉浮而无根。曰：尺脉当沉而反浮，所主肾水有亏，其余脉皆弦涩而缓者，弦脉属木，涩为血少，缓脉属脾。以脉论之，似系血液枯槁，而有肝木凌脾之病，非膈则噎也。问之，胸膈微有碍。曰：不久膈病成矣，病成非药可济。后果病膈而卒。

【赏析】

噎膈是指食物吞咽受阻，或食入即吐的一种疾病。噎与膈有程度轻重之分，噎是吞咽之时，梗噎不顺，食物哽噎而下；膈是胸膈阻塞，食物下咽即吐。噎可单独出现，是膈的前驱症状，而膈常由噎发展而成。本案患者年过五十，石山为其诊脉，脉弦为肝旺，脉涩为血少，脉缓为脾病，尺脉浮而无根为肾虚。一言以括之，为肾水亏而血虚，肝木乘脾之象，"非膈则噎"。又询问患者有何不适，患者言"胸膈微有碍"，石山断言膈证将成，且无药可治。患者其后确因此病而亡。医虽圣手，但亦有患者病入膏肓，药所不及之痛。《景岳全书·噎膈》云："噎膈一证，必以忧愁思虑，积劳积郁，或酒色过度，损伤而成。盖忧思过度则气结，气结则施化不行，酒色过度则伤阴，阴伤则精血枯涸，气不行则噎膈病于上，精血枯涸则燥结病于下。……矧少年少见此证，而惟中衰耗伤者多有之，……"治疗上，《景岳全书·噎膈》又云："凡治噎膈，大法当以脾肾为主。……故上焦之噎膈，其责在脾；下焦之闭结，其责在肾。治脾者，宜从温养，治肾者，宜从滋润，舍此二法，他无快捷方式矣。"《医学原理·膈噎反胃门》中亦云："噎膈反胃之症其因有三，曰中气亏败，曰津液枯涸，曰火热上炎。治疗大法，中气亏败者，补中益气为主；津液枯涸者，生津益血为先；火热上炎者，滋阴降火为本。"但是张景岳特别指出："凡年高患此者多不可治，以血气虚败故也。"年高之人，气血衰败，罹患其病，非药石能治，故本病亦被称作中医四大顽证之一。

案 47　气虚挟热鼻衄案

陈锐，面黑形瘦，年三十余，患鼻衄，发热恶寒，消谷善饥，疲倦或自汗、呕吐。居士诊之，脉细且数，约有六至。曰：丹溪论瘦黑者、鼻衄者、脉数者，参、芪皆所当禁固也，然不可执为定论。《脉经》云：数脉所主，其邪为热，其症为虚。宜人参三钱，黄芪二钱，生甘草、陈皮、黄柏、白术、归身、生地黄、山栀子、生芍药递为佐使。服之果安。

【赏析】

《素问·五常政大论》曰："少阳司天，火气下临，肺气上从……咳嚏鼽衄、鼻窒。"《灵枢·百病始生篇》云："阳络伤则血外溢，血外溢则衄血。"《寿世保元》亦云："衄血者，鼻中出血也，阳热沸郁，致动胃经，胃火上烈，则血妄行，故衄也。"鼻衄之病多由火邪伤于阳经络脉所致。然本案患者疲倦、自汗、呕吐，脉细且数，实为脾虚，消谷善饥则为内热所致，发热恶寒亦可为脾虚，气血不足之故。石山亦提到丹溪对于"黑瘦"之人用补气药之诫，即"凡补气虽用人参，然黑瘦之人不宜多服，恐反助火邪，以燥其真阴"。病有常势，亦有特例。故治以益气养血，滋阴清热，药用人参、黄芪、白术益气健脾，归身、生地黄、生芍药滋阴养血清热，黄柏、山栀、生甘草清热和中，陈皮理气除滞，药证相合，故获良效。

案48　水亏火旺，木横侮土遗精案

南畿提学黄公，年四十余。溲精久之，神不守舍，梦乱心跳。用清心莲子饮无效，又取袖珍方，治小便出髓条药服之，又服小菟丝子丸，又服四物汤加黄柏，俱无效。居士诊视，一日之间，其脉或浮濡而驶，或沉弱而缓。曰：脉之不常，虚之故也。语曰无而为有，虚而为盈，难乎有恒，此之谓乎。其症初因肾水有亏，以致心火亢极乘金，木寡于畏而侮其脾，此心、脾、肾三经之病也。理以补脾为主，兼之滋肾养心，病可瘳也。方用人参为君，白术、茯神、麦门冬、酸枣仁、山栀子、生甘草为佐，莲肉、山楂、黄柏、陈皮为使，其他牡蛎、龙骨、川芎、白芍、熟芐[①]之类，随其变症而出入之。且曰：必待人参加至五钱病脱。公闻言，疑信相半。服二十余日，人参每服用至三钱，溲精觉减半矣。又月余，人参加至五钱病全减。公大喜曰：初谓人参加至五钱，病脱，果然。医岂神乎！凡此皆活法，非定方也。其妙如此，殆非心通造物而执其死生之柄者欤！

【注释】

①熟苄（biàn）：熟地之别名。

【赏析】

此案被《名医类案》收录于"遗精"条下。据当时条件而言，溲精，恐为白浊（尿精）之别名。《葛氏方》曾定义"尿精"："男子溺精如米汁，及小便前后去精如鼻涕，或溺有余沥污衣。"白浊（尿精）系指在排尿后或排尿时从尿道口滴出白色浊物，可伴小便涩痛的一种病证，《内经》称之为白淫。现代医学认为这是慢性前列腺炎征象之一，常在晨起时发现尿道口有稀薄水样分泌物滴出，也可出现较黏稠的乳白色黏液，尤其是在小便结束后或排大便时，尿道口排出少量白色分泌物，统称为滴白。

本案患者病溲精日久不愈，起因为何，尚不得知，最后导致闭藏失职，肾虚不固。神不守舍，梦乱心跳，乃心脾两虚，神失所养故。曾用《太平惠民和剂局方》清心莲子饮（组成为黄芩、麦门冬（去心）、地骨皮、车前子、炙甘草、石莲肉（去心）、白茯苓、黄芪（蜜炙）、人参），是从心火妄动，气阴两虚，湿热下注着眼，然用之无效；用《袖珍方》治小便白浊出髓条（组成为酸枣仁（炒）、白术、人参、白茯苓、破故纸（炒）、益智（洗净）、大茴香、左顾牡蛎（炒）），是从心脾肾俱虚，滑脱失约着眼，亦是无效；用《太平惠民和剂局方》小菟丝子丸（组成为石莲子肉、菟丝子、茯苓、山药），是从脾肾虚损着眼，治疗仍无效；又用四物汤加黄柏，是从血虚兼下焦湿热着眼，还是无效。石山先生从患者一日之间变化无常的脉象推断，其病为虚。起因为肾水亏，肾水不能上济于心，则心火亢，火伐肺金，肝木失于肺金制约，而横侮于脾土，即《素问·五运行大论》所言："气有余，则制己所胜而侮所不胜；其不及，则己所不胜侮而乘之，己所胜轻而侮之"，最终导致心脾肾三脏俱病。治疗上，汪石山重在调脾，兼以调心肾。脾为中土，后天之本，气血充足，五脏皆受其养，避免了直接补益法的弊病。方用归脾汤化裁。药用人参益气健脾养阴为君，白术、莲肉健脾益气，茯神、麦门冬、酸枣仁滋阴养心安神，山栀子、黄柏、生甘草清热除烦，山楂、陈皮理气除滞，或用龙骨、牡蛎潜镇安神收涩，或用川芎、白芍、熟地补阴养血行气，并随症加减。汪石山并断言，人参用量加至五钱，病方痊愈，后果如其言，体现了石山高明的医术。

现代有文献报道提到"尿精症"，为患者尿检中见到大量精子，以兹鉴别。

附　录

一、汪石山生平、学术思想及临证经验简介

祁门，因城东北有祁山，西南有阊门而得名，建县于唐代宗永泰二年（766年），属歙州。祁门县在中医药学史上占有重要地位，诞生了不少著名中医药家，如汪石山、徐春甫、陈嘉谟等，而汪石山更是其中的佼佼者。

（一）生平简介及著作

1. 生平简介

汪机，字省之，号石山居士。安徽省祁门县人。生于明天顺七年，卒于嘉靖十八年（1463～1539 年），享年 77 岁。

石山的先祖绩溪人汪华，曾在隋末割据宣、杭、睦、婺、饶五州，后战败降唐，授总管歙、宣、杭、睦、婺、饶六州军事，歙州刺史，封越国公。汪华长子汪建后裔，汪建之孙汪璹从绩溪移居祁门赤山镇，汪璹后人汪新一支复迁至祁门石山之南的朴墅定居，而石山也出生于此。汪新为石山的六代祖先，汪轮为石山的祖父，汪渭为石山的父亲。石山有兄弟三人，石山排行第二，兄汪樟，字辩之，弟汪柱，字立之；石山育有二子，名文炅和文莹。

石山的祖父、父亲均行医，石山自幼受医学熏陶，同时作为诗书之家，又饱受儒家思想的影响，仍以读书入仕为上。石山出生和行医的地方是徽州（又称新安），徽州是"程朱阙里""理学故乡"，从宋代以后，这一相对封闭的地区历代都十分重视儒学教育，尤其是注重《易》《诗》《书》以及《四书》等经典教育，府学、县学、社学发达。据石山《医学原理·自序》："余幼习举子业，寄名邑庠，后弃儒业医，越二十年，得以医道鸣世。编订《素问钞》《本草会编》《运气易览》《外科理例》《痘治理辨》《针灸问答》《推求师意》《脉诀刊误》《伤寒选录》等书。"

石山青少年时不负众望，考取秀才，补为县学的学生，但是在乡试考举人却屡次失利，此时石山已过而立之年。石山的父亲劝慰开导他："昔范文正公尝自祷曰，不为良相，愿为良医。意谓仕而不至于相，则其泽之所及，顾不若医之博耳。"石山乃悟，"即弃去科举浮文，肆力医家诸书，参以《周易》及先儒《性理奥论》而融会于一，皆余医所未闻也。"当他治愈了母亲十余年的头痛呕吐病，及三次使父亲的重病转危为安后，他的父亲鼓励他说："医力如此，牺鼎何足羡耶？"于是"益加研究，诊治病者，百试百中，捷如桴鼓，声名益彰"，终成一代名医。《李时珍传》载有："吴县张颐，祁门汪机，杞县李可大，常熟缪希雍皆精通医术，治病多奇中。"

石山容貌清癯和粹，"舜颜贝齿，玉质丹唇"；性情恬淡，生活节俭；志好读书，晚年仍不断学习，"颠已垂白，手不停披"；注重礼信，为人仗义，胸怀豁达，耿直不阿，自谓："宁为理屈，不为势拘"，"不知我者谓我狂妄，其知我者谓我坦夷"。其医德高尚，"遐迩以疾来请者无虚日，居士随请随就。不可起者，直告之不隐；可起者竭力治之，至忘寝食"。石山在祁门还开有一家药材店铺，每当有瘟疫、痘灾等疫病灾害爆发时，他也是大力购药，济施广布，帮助百姓对抗疫病灾害的侵袭，捐助困难的百姓度过难关，用自己的医疗实践来维护徽州百姓的生命安全和社会的稳定。石山清廉自守，以百姓之心为心，以庶民之瘼为瘼，不攀缘权贵，不求闻达诸侯，充分体现了其高风亮节的人格。

石山从医四十余载，悬壶济世，医务繁忙，但不忘传道授业。已知门人有陈桷、汪副护、程铚、周臣、许忠、吴洋、黄古潭及再传弟子孙一奎等。陈桷，字惟宜，是石山的大弟子，亦是弟子中最重要的一员。《伤寒选录》及《石山医案》一书的问世和陈槐关系密切。陈桷刊刻汪石山的著述有《读素问钞》《运气易览》《针灸问对》《外科理例》《痘治理辨》《推求师意》《石山医案》七种，构成《汪石山医学七书》，这些著作占汪石山平生医学类著述的大部分。汪副护，字天相，明朝徽州休宁县城西人。汪副护亦是弃儒从医，"寻历姑苏，京口，访明师，遂精医学"，后来师承汪石山，为汪石山的亲炙弟子，行医四十余年，治疗疾患受汪石山的教导和影响比较大，自诩"祖东垣老人，专以扶元气为主"，改字"天相"为"培元"，著有《试效集成》。周臣、许忠，为汪石山医案的主要记录收集者。程铚，字廷彝，祁门河溪人。他也是汪石山众多弟子中相当重要的一员。《运气易览践》乃是程廷彝所作，其中记载了汪石山与他师徒二人关于《运气易览》刊刻情况的对话。《石山医案附录》有《病用参芪论》一文，乃是程廷彝撰写，另外，《伤寒选录》编撰的完成和刊刻，与程廷彝有莫大的关系。吴洋，明朝徽州歙县歙严镇人，出生于医学世家，在遍访名医学习过程中，"闻祁门汪机主补中，其术倾郡，则西游而受业机，机得洋，大惊，请割海阳以东听子矣"，指出"族医袭滋阴为雷同，视参芪不啻鸩毒"，在临床治疗上力主培护中气，强调用参芪补益中气的重要性。黄古潭，黟县人，因为家庭贫困而弃儒从医，从事医疗实践多年，治疗病人有自己独特的眼光和方法，并培养门人孙一奎。孙一奎，黄古潭弟子，汪石山再传弟子。字文垣，号东宿，别号生生子，徽州休宁人。孙一奎不但治病多有奇效，尤其对命门、三焦等理论研究均有个人见地。他继承了汪石山"固本培元"的学说并将之发展，为后世留下了一批著名的医学文献资料，在新安医学派中有相当大的影响。孙一奎是当时名噪一时的医生，也是石山众多门人中影响和成就最大的一位医学家。

在培元固本思想的传承上，汪石山弟子和门人后学也将其发扬光大。汪石山所谓培元，主要是培中焦元气，其亲传弟子和门人后学均宗其治法用药理念。弟子陈桷为其整理《石山医案》，183案中汪石山亲诊者171案；弟子程廷彝则明确倡言《病用参芪论》，认为"诸病兼有呕吐泄泻、痞满食少、倦怠嗜卧、口淡无味、自汗体重、精神不足、懒于言语、恶风恶寒等证，皆脾胃有伤之所生也，须以参芪为主"，治血病亦"或用参芪"，指出"病宜参芪，有用之而反害者，非参芪之过，乃用者之过也"；族侄汪宦著《证治要略》，强调惜元气、重根本，认为有火则元气虽损而犹有根基，无火则元气颓败而根基无存，临证善用参芪救治气衰诸证，适当配伍肉桂、附子、干姜，徐春甫从其学；弟子汪副护"祖东垣老人"，专以扶元培补为宗，自号培元子，著《试效集成》阐发"参芪"补元的经验，"行医四十余年，全活甚众"；弟子黄古潭"治病每有超见"，传术于孙一奎。歙县吴洋曾受业于汪石山，"生平治病以补中气为本"，临证重用人参、黄芪，他在《论医汇粹》中比喻说："中气尤水也，水不足则舟不行，非参芪则不能足之"，又具体举例说"虚人胃气虚弱，又加作热，若用芩连凉剂，大便必然作泻"，必须重用人参、黄芪以固其本，再加黄芩、黄连于内则不作泻；尤善用人参、黄芪治痰喘，《论医汇粹》载有其治疗气喘痰嗽病案 4 则，均以补中气为主。孙一奎临证重视命门、三焦元气的温补，将汪石山的"参芪"培元与薛己的温补下元有机结合起来，既擅用补中益气汤提补三焦元气，更擅以人参、黄芪合附子、肉桂、干姜等，甘温益气与辛热温阳兼用，脾肾并治。其《生生子医案》载 398 案，以命门元气之生生不息为根本，下焦元气虚寒之治案多，诸如气虚肿胀、中满、虚劳、肾消、癃闭、遗溺、小便失禁、痿证等。

2. 著作

汪石山诊疗授业之余，笔耕不辍，著作颇丰。石山精研中医经典，上溯《灵》、《素》，下及金元各家，又通《周易》及儒学，其著作可以分为个人著述、辑录整理他人著作和非医学著作三类，医学方面著作主要有《读素问钞》、《运气易览》、《针灸问对》、《外科理例》、《痘治理辨》、《推求师意》、《脉诀刊误》、《医学原理》、《石山医案》、《医读》、《本草汇编》、《伤寒选录》等 12 部。

《读素问钞》，三卷。元朝滑寿撰，汪机辑佚并续著。书中分类摘录了《素问》中的重要文字，并在某些文字下略附王冰注文和滑氏本人的按语。该书被《八千卷楼书目》收录，并记载为九卷。《千顷堂书目》也收录，记载为三卷。是书成于正德乙卯三月即正德十四年公元 1519 年（是年汪石山 56 岁），首刻于嘉靖五年（1526 年），此书收录到《汪石山医学七书》，《汪石山医书八种》，《四库全书》，《汪石山医学全书》中。

《运气易览》，三卷。汪机撰。书中系统介绍了运气常识，内容深入浅出，便于阅读。是书成于嘉靖七年（1528 年）（是年汪石山 65 岁），初刻于嘉靖十二年（1533 年）。此书收录到《汪石山医学七书》，《汪石山医书八种》，《四库全书》，《汪石山医学全书》中。

《针灸问对》，又名《针灸问答》，三卷。汪机撰。"上、中二卷论针法，下卷论灸法及经络穴道，皆取《灵枢》、《素问》、《杂经》、《甲乙经》及诸家针灸之书，条析其说，设为问答以发明其义，措语颇为简明。"此书是汪石山在徽州商人的帮助下搜集到当时著名的针灸医家姑苏凌汉章、金陵李千户二位名家取穴秘法的资料，整理而成此书。是书成于嘉靖九年（1530 年）（是年汪石山 67 岁），刻于嘉靖十一年（1532 年）。《八千卷楼书目·子部》收录了明刊本石山八种本。《千顷堂书目》收录此书，并记载为"汪机，《针灸问对》，二卷"收录到《汪石山医书八种》，《四库全书》，《汪石山医学全书》中。

《外科理例》，七卷，附方一卷。《明史艺文志》载八卷。汪机撰。"是书凡分一百四十七类，又补遗七类，共为一百五十四门，后附方一卷，凡一百五十六通。前有自序，称外科必本诸内，知乎内以求乎外，其如视诸掌乎。大旨主于调补元气，先固根柢，不轻用寒凉攻利之剂。"其自《序》称："辑已成编，复得新甫薛先生《心法发挥》读之。观其论治，亦皆一本于理，而余窃喜暗与之合，于是复采其说，参于其说中，庶得以为全书，而学者无复有遗憾矣。"此书是汪石山在采取名医薛己的观点基础上而成。书成于嘉靖十年（1531 年），（是年汪石山 68 岁）。据说在嘉靖十二年之前已经刊行于世。《八千卷楼书目·子部》收录了明刊本石山八种本。《千顷堂书目》收录，记载为八卷。

《痘治理辨》，又称《痘疫理辨》，一卷，附方一卷。汪机撰。其自《序》言："嘉靖庚寅，痘灾盛行。因探索群书，见有论痘疮者，纂为一编。""前列诸家治痘方法，后引浙中魏氏之说以辨之。"是书成于嘉靖十年（1531 年），（是年汪石山 68 岁），刻于嘉靖十二年，次年刊行于世。《千顷堂书目》收录记载为《痘疹理解》，没有记载卷数。

《推求师意》，二卷。此书原为明戴原礼撰，汪机辑录。"原礼即校补朱震亨《金匮钩玄》者也。是编本震亨未竟之意，推求阐发，笔之于书。世无传本。"全书分杂病、小儿、妇人三科，论述了数十种病证的病因、脉诊和治疗法则。朱震亨的高足戴原礼得其师心法，推阐师意，成《推求师意》一书，汪石山于歙县看到此绝版书，花费千金将此书抄写带回。书名是汪石山所取，并在书前做序，《序》中云："予于歙之名家获睹是编，观其中之所语，皆本丹溪先生之意，门人弟子推求师意，而发其所未发者，此所谓引而不发，而得其跃如者焉。予深喜之，遂录以归"，并由门人陈桷校而刊之。是书刻于嘉靖十三年（1534 年），（是年汪石山 71 岁）。《推求师意》收录到《传是楼书目》中，记载为"《推求师意》二卷，明汪机，嘉靖一本。"

《脉诀刊误》，原名《脉诀刊误集解》，二卷，附录二卷。四库提要记载元戴启宗撰，汪机辑录并续注。"其书自宋以来屡为诸家所攻驳，然泛言大略，未及一一核正其失。且浅俚易诵，故俗医仍相传习。启宗是书，乃考证旧文，句句为辨，原书伪妄，殆抉摘无遗，于脉学殊为有裨。明嘉靖间祁门汪机刊之，又以诸家脉书要语类为一卷，及所撰《矫世惑脉论》一卷和《诊脉早晏法》一卷并附录于后。以其说足相发明，仍并载之，资参考焉。"元朝人戴启宗纂有《脉块刊误集解》一书，1365 年，著名学者朱升在金陵郝安常处见到戴氏之书，立即借回并节录了书中主要内容。戴氏原著后佚，朱升的节抄本也长期得不到刊行。正德年间，汪石山得知朱升节抄本存于歙县，于是不远数百里来到歙县，传抄而归。汪石山传写了朱升节抄的《脉块刊误集解》后，校订整理为二卷，又取诸家医书中的诊脉要语及汪石山本人撰的《矫世惑脉论》辑为二卷，作为《脉诀刊误集解》二卷的附录，然书成有年，却无资金刊刻。待有了资金后，汪石山于明世宗嘉靖二年（1523 年，是年汪石山 60 岁）作序，题写书名《脉诀刊误集解》而付梓。此书在清代收入《四库全书》，但书名改题为《脉诀刊误》。《千顷堂书目》收录此书，记载为《重集脉决勘误》，二卷。

《医学原理》，十三卷。汪机撰。《千顷堂书目》记载为"《医学原理》缺卷。"汪石山本人在《自序》中说："每病前书文理涣漫，患吾子孙有志于是者，非二十年之功弗能究其理，因而挫沮者有之，于是复作是书。首以经络穴法列于前，继以六淫之邪与夫气血之病，次以内伤诸症，妇人，幼科终焉。凡十三卷，命曰《医学原理》，其中所论病机药性，悉以《内经》，《本草》，治方脉法，皆居名贤格言，朝究暮绎，废寝忘餐，经历八春而始克就。惟欲吾之后人，乐守是道，以承吾志。"此书是汪石山晚年所做，经历了八年的时间方才著成，但具体成书的时间已经不可考。在石山诸多著作之中，石山尤其推崇此书，记载了关于治疗外感疾病、内科杂病、妇科、儿科诸病的经验、理论、得失、心法等。

《石山医案》，三卷，附一卷。汪机撰，门人陈桷编。四库提要载："桷字惟宜，祁门人。学医于同邑汪机，因取机诸弟子所记机治疗效验裒为一集，每卷之中，略分门类为次。则机亦因证处方，非拘泥一格者矣。其随试辄效，固有由也。旧本又有机门人程铢所作《病用参芪论》一篇，又有机所作其父行状及李汛所作机小传，今亦并录之，备参考焉。"汪石山的另一弟子许忠有《汪石山医案》九卷。《续文献统考》记载"陈桷《石山医案》三卷。"《八千卷楼书目》记载"《石山医案》三卷，明陈桷撰石山八种本"。是书成于嘉靖十年（1531 年，是年汪石山 68岁）此书刊刻的时间根据《运气易览·跋》所述已刊刻此书，而《运气易览》刊刻于嘉靖十二年，所以在嘉靖十二年即 1533 年之前已经刊刻此书。

《医读》，七卷，汪机辑。按丹波元胤《中国医籍考》的记载：《医读》七卷，存。《医读》成书的年代已经不可考。此书刊行的年代与汪石山也是相去甚远，刊刻于大清康熙八年（1669 年），卷前有清康熙八年程应旄序。序中说"余几上有石山先生《医读》一帙，残蚀有间矣，余幸为之补葺其缺，芟订其讹，而蠹余瓻侧之迹，始成完本。其书大约汇诸家所有而折衷之，网罗虽多，旨归颇一，自本草、脉诀以至病机，虽皆四言为句，缀以韵语，而辞义贯通，浃乎气脉，使人人可记可诵而可寻。"

《伤寒选录》，八卷。汪机编，后又续撰。其自序云："伤寒论者，仲景张先生之所作也，自汉而下，推明之者，殆且百家，求其能悉其旨者，十百而一二焉，余于壮年，尝辑其说，少加隐括，分条备注。祖仲景者，书之以墨，附诸家者，别之以朱，去取未必正也。较诸他书，颇为详尽，临症一览，而诸说皆在于目矣。稿已粗具，奈何年逾七十，两目昏蒙，莫能执笔，稿几废弃如故纸也，幸同邑石墅陈子桷和溪程子铰，于余最厚，论及伤寒，因检故稿出示条例，既而语诸曰，此稿成之不易，兹皆视如故纸，则前功尽弃，诚可惜哉。"正是出现这样的情况，在陈程二人的鼓励之下，汪石山又花了三年的时间才完成此书。推算此书的成书年代大约在嘉靖十五年（1536 年）到嘉靖十八年（1539 年）之间。而后由汪石山的曾孙汪邦聘（汪石山次子文璧长子应达的独子）重新校勘，到万历三年（1575年）才刊行于世。此书收录到《中国医籍考》之中，丹波元胤应该是见过此书的，《千顷堂书目》也记载此书，但是只有书名和著者，没有卷数。

《本草汇编》，二十卷。汪机撰，已佚。按《新安名族志》的记载，汪石山的著作有《本草会编》、《伤寒类选》、《素问钞》、《脉决刊误》等等。说明此书确实存在。又根据《运气易览践》记载此书在《运气易览》（嘉靖十二年，1533 年）之前已经刊刻问世。《本草汇编》今已亡佚，《新安医籍考》记载："《本草汇编》，明汪机撰，见《本草纲目》，二十卷，佚。"明李时珍见过此书并作评价，认为此书"以类相从"，"其书撮约，似乎简便"，内容编排混乱，"仅有数条自得可取尔"，评价不高。

（二）学术思想

石山弃儒学医，家学渊源，精研历代各家学说，复参哲理，在临床上卓有见识。其学术思想以"营卫说"为核心，继承了李东垣、朱丹溪的学术思想，重视后天脾胃，治疗上多扶正祛邪，固本培元，是新安医学主要奠基人之一。

1. 创营卫说，合璧李朱

汪石山私淑丹溪之学，既矫《局方》之偏，又通刘完素之变，持论辄主养阴，且又与一味推崇固守丹溪门庭者迥异。其旁参东垣学说，重视培护脾胃元气，慎用苦寒之味，主张通过阳生阴长来达到补阴的目的，可谓撷取李、朱两家之学术精华。

汪石山首倡"营卫一气"说，认为营与卫，异名而同类，"人体有卫气和营气，卫气为阳，营气为阴，营卫皆一气能化"。"分而言之，卫气为阳，营气为阴。合而言之，营阴而不禀卫之阳，莫能营昼利关节矣；卫固阳也，营亦阳也。故曰血之与气，异名而同类"。营与卫，好比月与日，"天之日月，皆在大气之中。分而言之，日为阳，月为阴；合而言之，月虽阴而不禀日之阳，则不能先照而运行矣"。"营中亦有一阴一阳。朱子曰：水质明而性本阳，可见营非纯阴矣"。阴不离阳，阳不离阴，营不离卫，卫不离营。这种观点是对《周易》"易有太极，是生两仪"、"乾坤二元归为太极"思想的合理发挥。

气属阳，血属阴。气为血之帅，血随之而运行；血为气之守，气得之而静谧。血离阴虚，阴虚火旺，欲制妄阳必先补阴，壮水之主以制阳光。汪石山临床不仅善用参、术、芪等补气之品，对清热滋阴养血之品也是拿捏得当，运用灵活，可谓集东垣、丹溪要义于一身。《素问·阴阳应象大论》："阴静阳躁，阳生阴长，阳杀阴藏。"汪石山根据阴阳互根互用原理，认为气虽有营卫之分，但皆津液所成。

营卫相守，营中有卫，营卫同气。营中有营气与营血，气为阳，血为阴，气血相生，阴阳互根，阳生阴长。补营之气，自有补营中之血的作用，故阴血亏虚，助阳亦可生阴。

2. 取法王道，力主参芪

在"营卫论"的概念之下，汪石山进一步提出了"参芪说"，从气、味、功能3个方面推论参芪补阴血的原理：人参、黄芪气温，可补阳，"阳能生阴"；人参、黄芪味甘，入于酸甘之剂，可化生阴血；人参、黄芪可补营中之气，补营即是补阴。由此构成其独特的固本补培元思想。

临证中，汪石山经大量临床体会到参芪味甘能生血，气温可补阳，而且是补脾胃的圣药。脾胃无伤，营卫便有所资，元气便有所助，邪可不治自除。在诊治疾病过程中尤重脾胃之气，根据"脾胃喜温而恶寒"的特性，选用味甘性温而力专的参芪作为主药，并随症配伍。参芪之补，是补此营中之气，补营之气即是补营，营者，阴血也。营气、卫气皆借脾胃水谷而生，脾胃喜温而恶寒，脾胃有伤，非借甘温之气不能补。他认为参、芪虽温，但当正气受损时，则有病气予以消耗，不会轻易导致积温成热或气旺血衰。应用参芪时，注意用量与治兼证药物的比例，适当配合监制药物。认为参、芪配伍芩、连可以减其温热，配伍枳、朴可以降其补性。如恐其壅滞，则佐以辛散；恐其助气，则辅以消导。

3. 固本培元，贯穿各科

"固本培元"强调治病防病要注重元气的培补，着力调动自身正气的愈病能力。这一治法的核心是以参芪为主药，重在补益后天之本脾，兼及先天肾。参、芪不仅补阳，也可补阴，既能补气，又能生血。"补营"之法，实质上就是"固本培元"，关键在于用好参、芪。

根据"营卫说"、"参芪论"的思想，汪石山在临床上大量运用人参、黄芪以固本培元，"参芪气温，又能补阳，而亦补阴"。"参芪味甘，甘能生血，非补阳而何？"汪石山的固本培元的"本元"主要是指后天脾胃之本元，脾胃为气血之源，"生命之运动在于气"，人参、黄芪功在补气，"是知人参、黄芪补气，亦补营中之气，补营之气，即补阴也。可见人身之虚，皆阴虚也"。《名医类案》收集汪石山的验案 196 例，其中用参芪者就有 125 例，占 64%。

汪石山的固本培元法广泛用于临床各科，如治疗外科，《外科理例》提出治外本诸于内，外科病变不仅是皮肉筋骨的病变，也是内在脏腑病变的外在表现，损伤的发生及损伤后的发展变化均与脏腑有关。他在治疗外科疾病的时候也贯穿了固本培元的学术思想。如治疗梅毒，他认为"内则素有湿热，外则表虚腠疏……邪气乘虚而入"，其治法，"湿胜者，宜先导湿……表虚者补气，里虚者补血，表里俱虚先补气血"。其立方遣药以三黄（黄柏、黄连、黄芪）苦寒之剂加猪胆汁治之，以达到祛除三焦温热进而扶正培元的目的，这是对补法的灵活运用。所编著《痘疹理辨》中认为痘疹出于淫火，以气血而中，以气血而守，以气血而发，以气血而解，非气血不能始终，治痘以血气为本，重视培补元气，收载治痘常用、暂用药 22 味，如人参、黄芪、白术、甘草、川芎、当归、木香、陈皮等，亦体现其固本培元的学术思想。如治疗癫痫，汪石山不同于丹溪主张"此症大率宜乎寻痰寻火而治"，认为"痰火不能自生，必由中气不充，以致津液凝结成痰，郁而为火，且惊亦是气夺，邪乘虚入，皆中气亏败所致。治法必须调补中气为主，寻火寻痰为标"。对于瘛疭一症，汪石山亦脱出传统《素问·至真要大论》病机十九条所言"诸热瞀瘛，皆属于火"的论断，认为脾虚可发瘛疭，提出"脾土多伤则土中之木发而为病，四肢为之瘛疭也"，宜补其脾土之虚，则肝木之风自息。

4. 四诊合参，尤精脉诊

《石山医案》中汪石山诊病非常重视患者的主要症状和体征，通过望闻问切所获得的四诊资料，对病情进行分析，从而辨证论治，判断预后。且四诊中又多以望诊的形色特征为先，尤其重视脉诊在疾病诊疗中的作用。常以"一人形瘦色悴，年三十余"，"一人形色颇实，年四十余"，"一人年逾三十，形似肥，色淡紫"等为开头记录望诊内容。《石山医案》中汪石山的杂病案内容详尽，且逢案则有脉诊资料。医案中多处可见脉诊资料，如"予为诊之，脉皆缓弱"或"邀予诊视，脉皆细濡近驶"等等。汪石山治疗内科杂病十分擅长脉诊，多根据脉诊资料求因治本，判断预后。如"吐血"篇治疗一人"呕血，彼甚忧惶"，汪石山诊其脉缓弱，认为不用太过担心，是由于劳倦伤脾所致。"八月因劳病疟案"患者形瘦色脆，寒多热少，自汗体倦，略咳而渴，大便或秘或溏。他医准备用血药引出阴分之邪进行治疗，而汪石山诊其脉象濡弱近驶稍弦，曰："察形观色参脉乃属气血两虚，疟已深入厥阴矣，专用血药，不免损胃又损肺也"，以补中益气汤加减，服三十余剂诸症稍除，疟犹未止。后以参、术、枳实、陈皮、归身、黄芩丸，服至来年二月如期而安。汪石山认为脉为气血之征兆，气血和则脉和，气血病则脉病，脉诊在疾病的诊断治疗中不可或缺。从而奠定了温补重脉诊的基础，对后世脉诊的认知与探索具有深刻的启迪意义，至今仍有重要的参考价值。

另外，汪石山对脉诊也提出自己独到的见解。如古人要求诊脉时有一个安静的内外环境，诊法常以平旦，阴气未动，阳气未散，饮食未进，经脉未盛，经络调匀，气血未乱，但汪石山则强调"若遇有病，则随时皆可以诊，不必以平旦为拘也"。

（三）临证经验

石山精于内、外、妇、儿等科，临证经验丰富。重视体质，扶正祛邪、固本培元是其用药特色，尤其是重视脾胃，以旺后天之本，气血生化之源。常用方剂有补中益气汤、四君子汤、异功散、六君子汤、枳术丸、参苓白术散、生脉散、白虎加人参汤、李氏清暑益气汤、四物汤、八珍汤、十全大补汤、六味地黄丸、八味丸等，常用药物有人参、黄芪、白术、茯苓、半夏、陈皮、生姜、大枣、炙甘草、当归、麦冬、白芍等。

1. 立足脾胃，温补为主

石山认为："五藏皆受气于脾，脾伤食减，五藏俱无所禀矣。故脉之不常，脾之虚也。"据其"营卫论"、"参芪说"的学术思想，用药以人参为主，芪术为伍。汪石山力主补气，人参为大补元气之要药，《药性论》言其"主五脏气不足，五劳七伤，虚损瘦弱……补五脏六腑，保中守神"。《医学启源》言人参"治脾胃阳气不足及肺气促，短气、少气，补中缓中"。黄芪补中益气、升阳固表，《药品化义》

云:"黄芪,性温能升阳……主健脾,故内伤气虚,少用以佐人参补中益气。"张景岳云:"因其(黄芪)味轻,故专于气分而达表,所以能补元阳。"白术健脾益气、燥湿利水,《医学启源》言其"除湿益燥,和中益气,温中,去脾胃中湿,除胃热,强脾胃,进饮食,和胃,生津液"。三者配伍,不仅培补元气之效益增,且温阳之力更强。汪石山言人参、黄芪、白术配伍,乃为"不惟补阳而亦补阴""不惟补气亦能补血",这一观点是汪石山温补培元学术思想的重要体现,也是其对李东垣善用参芪,补脾益气、甘温除热的进一步发挥。汪石山组方善用参芪或参术配伍。除此之外,还用干姜、附子"以行参芪之功"。《神农本草经》言干姜主治"胸满咳逆上气,温中止血,出汗,逐风湿痹,肠下痢",附子主治"风寒咳逆邪气,温中,寒湿,拘挛膝痛,不能行步,破癥坚积聚血瘕,金疮"。此二者皆为温阳之品,尤能温补肾阳、益火补土,配合参芪,可使参芪温补中焦之功益增。

《素问·五脏别论篇》云:"所谓五脏者,藏精气而不泻也;六腑者,传化物而不藏。"脏腑皆有藏有泻,论治也应有补有泻。汪石山临床辨证虽多以温补立论,却时佐以黄芩等清泄之品,既使虚损可补,又能防壅实之弊。补气之余不忘行气,汪石山言:"人参补气,今以耗气之药监之,虽欲补气,亦莫恣其性也。"因此其在运用人参、白术、黄芪等补气之品时常配伍陈皮、枳实、厚朴、青皮、枳壳、香附、木香等理气之品以使补而不滞,其中汪石山最常使用的当属陈皮、枳实。陈皮理气健脾、燥湿化痰,《日用本草》言其"能散能泻,能温能补,能消膈气,化痰涎,和脾止嗽,通五淋"。枳实破气消积、化痰除痞,《本草衍义补遗》云:"枳实泻痰,能冲墙倒壁,滑窍泻气之药也。"

《石山医案》从理法方药等方面对温补培元做了系统的论述,体现了汪石山温补培元的学术思想。其温补培元从脾论治,以中州为核心,脾胃乃生化之府,"中央土以灌四傍""常以四时长四脏",以参芪甘温益气为主,补中有泻,少佐泻剂以去实,益气助阳,亦伍滋阴以求阳,阴阳并补,颇具特色。

2. 慎用寒凉,不妄攻伐

汪石山重固本培元,擅用参芪之特色,本源于当时滋阴之说盛行,一些医家偏执丹溪滋阴之说,动辄"滋阴降火"而投以黄柏、知母等苦寒之品,戕伤脾胃、损伤元气之流弊，此乃汪石山补偏救弊之举。在《石山医案·营卫论》中石山言："丹溪论阳有余阴不足，乃据理论人之禀赋也。盖天之日为阳，月为阴。人禀日之阳为身之阳而日不亏，禀月之阴为身之阴而月常缺。可见人身气常有余，血常不足矣……此丹溪所以立论垂戒于后也，非论治阴虚之病也"。并明确指出："何世人昧此，多以阴常不足之说横于胸中，凡百病，一切主于阴虚，而于甘温助阳之药一毫不敢轻用，岂理也哉？"

汪石山温补培元学术思想的主要体现，如"卫气护卫于外为阳，营气营养于内为阴""参芪气温，又能补阳……亦补阴……阳生阴长""人参以养血气，则血润燥除，气运溺通……苦寒之药，则苦伤血，寒伤气"等。《外科理例》亦指出"大旨主于调补元气，先固根本，不轻用寒凉攻利之剂"。并申明"宁可用药柔和，不可过用刚烈"，强调用药"罪疑惟轻，功疑为重"、"与其毒也宁善，与其多也宁少"。

在《石山医案》中极少见到大苦大寒之品，即便是黄连、黄芩、黄柏等清热解毒药，用量亦不大，同时还有其他药物予以佐制。如《痘科理辨》主"治痘必本气血"之说，认为气血若旺则正能胜邪，气血一败则邪反胜正，故以调养气血，托补为先；采用魏桂岩十六方，以保元汤（人参、黄芪、肉桂、甘草）扶阳助气为主，而力辩诸家用寒凉峻剂、以毒攻毒、妄汗妄下等弊端。同时《石山医案》亦多收录失治误治，气血亏虚之病例，主以参芪温补培元固本，亦是旁证。

汪石山培元善用丸膏，治慢性、虚损性疾病或先以汤药治标，再配丸药调其本，取其和柔轻缓之性、甘温少火生气之势固本护胃。现代运用数据统计归纳其用药规律，《石山医案》中汪石山自创方119首，对应病证35种，人参、白术、当归、黄芪用药次最高，且所占百分比都在60%以上，其中人参用量往往占全方的25%-30%；其内服煎汤方92首中，人参、白术、黄芪、甘草四药的频次占煎汤方一半之多，且参术芪三药的平均剂量尤重，其中白术的频次仅次于人参，但平均剂量远低于人参、黄芪。有研究从其治疗脾气虚证72首方中，优选出最佳组合方（人参、黄芪、白术、当归、茯苓、麦冬、白芍、陈皮、甘草），针对脾气虚的诸多证候。

3. 辨证用药，注意禁忌

强调药多禁忌，用需对证，宁可柔和，不可刚烈太过。虽喜用参芪，但不滥用误用，注重辨证，灵活变通。罗汝声案中，世医认为诸痛与瘦黑人及阴虚火动之人，应当禁用参芪，而汪石山却提到"药无常性，以血药引之则从血，以气药引之则从气，佐之以热则热，佐之以寒则寒，在人善用之耳，况人参不特补气亦能补血"。方以人参、白术、熟地、归身等药予以治愈，充分体现了汪石山的用药特色及学术思想。《石山医案》下卷治"一人年三十，过于勤劳，呕血"案，汪石山虑其劳倦伤脾予四君子汤加减而愈。越十余年，又用四君子汤配伍化痰、消积除湿之药治其纳呆泄泻。后又因伤食而前病复发，汪石山认为此时肠胃已对汤药习熟，再服无益，改以参苓白术散加肉豆蔻，枣汤调下，继而再伤于食，改用参术芍苓陈皮丸服。

汪石山治病强调药多禁忌，用需对症。其曰："盖血药属阴而柔，气药属阳而刚，苟或认病不真，宁可药用柔和，不可过于刚烈。"告诫后来医家，医之用药，需谨慎而行。临证选药务以辨证为本，有是证则用是药，绝不妄用滥用；有所宜有所不宜，而"所宜"与"所不宜"又当从辨证着眼。"一人年三十，久疟"案患者服以补中益气汤，咳嗽时作时止，方加半夏、五味子，发为"喉痛声哑，夜不能寝"，汪石山认为参芪徒增肺中伏火，阴火动故喉痹。"一妇产后咳嗽痰多，昼轻夜重"案，"医用人参清肺汤，嗽愈甚"，汪石山认为患者肺热误用人参，咳甚矣，汪石山予以保和汤，5 帖而安。"村庄一妇，年五十余，久咳，咯脓血"案，汪石山云"此肺痿也"，患者服用知母茯苓汤，汪石山以为人参助肺中火热，半夏燥肺中津润，故病不得愈。"一人年六十逾，色紫"案，患者病膈，吐浓痰，医用二陈等罔效，汪石山觉得"二陈香燥之剂，则愈耗其气，而伤其胃，是以病益甚也"。

综上所述，石山在医术上有如此高的造诣与其刻苦钻研医学经典的精神是分不开的。石山具有实事求是的精神，能博采众长，另抒己见。他对中医古典著作极为精熟，《灵枢》《素问》《难经》《伤寒》《本草》等书无不精通，这也是造就他成为一代大医的先决条件。"汪机主补中，其术倾郡"，"行医数十年，活人数万计",其"参芪"培元的学术特点"足开后世医家处方用药的妙谛",拉开了温补培元派的序幕。如程曾在其序中评价其"夫病之见治于石山也,如饥者得食而充,渴者得饮而解,溺者得援之而登,颠危者得扶持之而安",甚为确当。

二、汪石山学术思想代表文摘

（一）营卫论

丹溪论阳有余阴不足，乃据理论人之禀赋也。盖天之日为阳，月为阴。人禀日之阳为身之阳而日不亏，禀月之阴为身之阴而月常缺。可见人身气常有余，血常不足矣。故女人必须积养十四五年，血方足而经行，仅及三十余年，血便衰而经断，阴之不足固可验矣。丹溪揭出而特论之，无非戒人保守阴气，不可妄耗损也。以人生天地间，营营于物，役役于事，未免久行伤筋，久立伤骨，久坐伤肾，久视伤神，久思伤意。凡此数伤，皆伤阴也。以难成易亏之阴，而日犯此数伤，欲其不夭枉也难矣。此丹溪所以立论垂戒于后也，非论治阴虚之病也。若遇有病气虚则补气，血虚则补血，未尝专主阴虚而论治。且治产后的属阴虚，丹溪则曰：“右脉不足，补气药多于补血药；左脉不足，补血药多于补气药，”丹溪固不专主于血矣。何世人昧此，多以阴常不足之说横于胸中，凡百诸病，一切主于阴虚，而于甘温助阳之药一毫不敢轻用，岂理也哉？虽然，丹溪谓气病补血，虽不中亦无害也；血病补气，则血愈虚散，是谓诛罚无过。此指辛热燥烈之剂而言，亦将以戒人用药，宁可失于不及，不可失于太过。盖血药属阴而柔，气药属阳而刚，苟或认病不真，宁可药用柔和，不可过于刚烈也。《书》曰：“罪疑惟轻，功疑惟重，”与本草曰“与其毒也宁善，与其多也宁少”之意，正相合也。虽然，血虚补气固为有害，气虚补血亦不可谓无害。吾见胃虚气弱，不能运行，血越上窍者，多用四物汤凉血之药，反致胸腹痞闷，饮食少进，上吐下泻，气喘呕血，去死不远，岂可谓无害耶？是以医者贵乎识病真耳。

或又曰：人禀天之阳为身之阳，则阳常有余，无待于补，何方书尚有补阳之说？予曰：阳有余者，指卫气也。卫气固无待于补。而营之气，亦谓之阳。此气或虚或盈。虚而不补，则气愈虚怯矣。经曰怯者着而成病是也。况人于日用之间，不免劳则气耗，悲则气消，恐则气下，怒则气上，思则气结，喜则气缓。凡此数伤，皆伤气也。以有涯之气，而日犯此数伤，欲其不虚难矣。虚而不补，气何由行？

或问：丹溪曰"人身之虚，皆阳虚也。若果阳虚，则暴绝死突"，是阳无益于补也；又曰"气无补法，世俗之言也。气虚不补，何由而行"，是气又待于补也，何言之皆背戾耶？予曰：经云"卫气者，水谷之悍气也，慓疾不受诸邪，此则阳常有余，无益于补者也。朱子曰"天之阳气，健行不息。故阁得地在中间，一息或停，地即陷矣"，与丹溪所谓阳虚则暴绝同一意也，此固然矣。使阴气若虚，则阳亦无所依附而飞越矣。故曰天依形，地附气。丹溪曰"阴先虚，而阳暴绝"，是知阳亦赖阴而有所依附也。此丹溪所以拳拳于补阴也。经曰"营气者，水谷之精气，入于脉内，与息数呼吸应"，此即所谓阴气不能无盈虚也，不能不待于补也。分而言之，卫气为阳，营气为阴。合而言之，营阴而不禀卫之阳，莫能营昼夜利关节矣。古人于营字下加一气字，可见卫固阳也，营亦阳也。故曰血之与气，异名而同类。补阳者，补营之阳；补阴者，补营之阴。又况各经分受。有气多血少者，有血多气少者。倘或为邪所中，而无损益，则藏府不平矣。此《内经》所以作，而医道所以兴也。譬如天之日月，皆在大气之中。分而言之，日为阳，月为阴。合而言之，月虽阴，而不禀日之阳，则不能光照而运行矣。故古人于阴字下加一气字，可见阳固此气，阴亦此气也。故曰阴中有阳，阳中有阴，阴阳同一气也，周子曰"阴阳一太极"是也。然此气有亏有盈，如月有圆有缺也。圣人裁成辅相，即医家用药损益之义也。是知人参黄芪补气，亦补营之气，补营之气即补营也，补营即补阴也，可见人身之虚皆阴虚也。经曰"阴不足者，补之以味"，参芪味甘，甘能生血，非补阴而何？又曰"阳不足者，温之以气"，参芪气温，又能补阳，故仲景曰气虚血弱，以人参补之，可见参芪不惟补阳，而亦补阴。东垣曰血脱益气，仲景曰阳生阴长，义本诸此。世谓参芪补阳不补阴，特未之考耳。

予谓天之阳气，包括宇宙之外，即《易》所谓"天行健"、《内经》所谓"大气举之者"是也。此气如何得虚，虚则不能蓄住地矣。天之阴，聚而成形者。形者，乃地之坤也。故曰天依形，地附气。可见人身之卫，即天之乾；人身之形，即地之坤。营运于藏府之内者，营气也，即天地中发生之气也。故以气质言，卫气为阳，形质为阴；以内外言，卫气护卫于外为阳，营气营养于内为阴。细而分之，营中亦自有阴阳焉，所谓一阴一阳，互为其根者是也。若执以营为卫配，而以营为纯阴，则孤阴不长，安得营养于藏府耶？经曰营为血，而血即水，朱子曰水质阴，而性本阳，可见营非纯阴矣。况气者，水之母。且天地间物有质者，不能无亏盈。既有质而亏盈，血中之气亦不免而亏盈矣。故丹溪以补阴为主，固为补营；东垣以补气为主，亦补营也，以营兼血气而然也。

（二）辨《明医杂著·忌用参芪论》

按汝言王公撰次《明医杂著》，其中有曰：若酒色过度，伤损肺肾真阴，咳嗽、吐痰、衄血、咳血、咯血等症，此皆阴血虚而阳火旺也。宜甘苦寒之药，生血降火。若过服参、芪等甘温之药，则死不治。盖甘温助气，气属阳，阳旺则阴愈消故也。又云：咳嗽见血，多是肺受热邪、气得热而变为火，火盛而阴血不宁，从火上升，治宜滋阴泻火，忌用人参等补气之药。又撰次《本草集要》云：人参入手太阴而能补火，故肺受火邪、咳嗽及阴虚火动、劳嗽、吐血者忌用之，误用多致不救。予常考其所序，固皆本之丹溪。然丹溪予无间然矣，而王氏未免有可议者。

丹溪曰：治病必分血气。气病补血，虽不中病，亦无害也。血病补气，则血愈虚散矣。此所以来王氏阳旺则阴愈消之说也。丹溪又曰：补气用人参，然苍黑人多服之，恐反助火邪而烁真阴。此所以又来王氏咳嗽见血，多是火盛阴虚，忌用人参补气之论。而《集要》复有人参补火，肺受火邪、劳嗽、吐血等症忌用人参之戒也。

夫王氏之言虽出丹溪，但过于矫揉而又失之于偏也。不曰误服参、芪多致不救，则曰多服参、芪死不可治，言之不足，又复申之，惟恐人以咳嗽、失血为气虚，不作阴虚主治也。篇末虽曰"亦有气虚咳血"之言，又恐人因此言复以咳嗽、失血为气虚，故即继之曰但此症不多尔。是以愈来后人之惑，使凡遇咳血，虽属气虚，终以前言为主，而参、芪竟莫敢用也。殊不知丹溪立法立言，活泼泼地，何尝滞于一隅？于此固曰血病忌用参、芪，于他章则又曰虚火可补，参、术、生甘草之类，又曰火急甚者，兼泻兼缓，参、术亦可。是丹溪治火，亦未尝废人参而不用。王氏何独但知人参补火，而不知人参能泻火邪？丹溪又曰：阴虚喘嗽或吐红者，四物加人参、黄柏、知母、五味、麦门冬。又曰：好色之人元气虚，咳嗽不愈琼玉膏，肺虚甚者人参膏。凡此皆酒色过伤肺肾。咳嗽、吐血症也，丹溪亦每用人参治之而无疑。王氏何独畏人参如虎耶？叮咛告戒，笔不绝书。宜乎后人印定耳目，确守不移。一遇咳嗽血症，不问人之勇怯，症之所兼，动以王氏藉口，更执其书以证，致使良工为之掣肘，病虽宜用，亦不敢用，惟求免夫病家之怨尤耳。病者亦甘心忍受苦寒之药，纵至上吐下泻，去死不远，亦莫知其为药所害。与言及此，良可悲哉！

兹取丹溪尝治验者以证之。一人咳嗽、恶寒、胸痞、口干、心微痛，脉浮紧而数，左大于右。盖表盛里虚，闻其素嗜酒肉有积，后因行房涉寒，冒雨忍饥，继以饱食。先以人参四钱，麻黄连根节钱半，与二三帖，嗽止寒除。改用厚朴、青皮、陈皮、瓜蒌、半夏为丸，参汤送下，服二十帖而痞除。夫既咳嗽嗜酒，不可谓肺无火也，复因行房感冒，不可谓阴不虚也，初服人参四钱，再用参汤送药，不可谓不多服也，何如不死？

又一人患咳嗽、声哑，用人参、橘红各钱半，半夏曲一钱，白术二钱，知母、瓜蒌、桔梗、地骨皮各五分，复加黄芩五分，入姜煎。仍予四物加炒柏、童便、竹沥、姜汁，二药昼夜相闻，服两月声出而愈。夫患于咳嗽、声哑，不可谓肺无火邪也。服人参两月不可谓不多也，又何如不死？

又一壮年，因劳倦不得睡，咳痰如脓，声不出。时春寒，医与小青龙汤，喉中有血丝，腥气逆上，渐有血线自口右边出，昼夜十余次。脉弦大散弱，左大为甚。此劳倦感寒，强以辛甘燥热之剂动其血，不治恐成肺痿。遂以参、芪、归、术、芍药、陈皮、生甘草、带节麻黄，煎入藕汁。服二日，嗽止。去麻黄与四日，血除。但脉散未收，食少倦甚，前药除藕汁加黄芩、砂仁、半夏，半月而愈。夫嗽痰如脓，声不出者，不可谓肺不热也，又以甘辛燥热动其血，不可谓血不病也，服参、芪亦不可谓不多也，又复何如而不死？

凡此诸病，以王氏言之，未免皆作酒色伤阴，而用滋阴泻火之药。然而丹溪率以参、芪等剂治之而愈，并不见其助火增病者。盖病有所当用，不得不用也。虽劳嗽吐红，亦有所不避也。且古今治劳莫过于葛可久，其保真汤、独参汤何尝废人参而不用？但详其所挟之症何如耳，岂可谓其甘温助火，一切弃而不用哉！

肺受火邪，忌用人参，其源又出于海藏《本草液^①》之所云。而丹溪实绎其义，不意流弊至于如此，又尝因是而推广之。

丹溪曰苍黑之人多服参、芪，恐助火邪而烁真阴，肥白之人多服最好，此固然矣。考其尝治一人，形瘦色黑，素多酒不困，年半百，有别馆。一日，大恶寒发战，言渴不饮，脉大而弱，右关稍实略数，重^②则涩。以王氏观之，以形色论之，正合滋阴泻火之法。而丹溪谓此酒热内郁不得外泄，由表热而虚也。用黄芪二两，干葛一两，煎饮之，大汗而愈。既不以苍黑忌用参、芪为拘，亦不以酒色伤阴忌服参、芪为禁。是知丹溪立言以示人者，法之常，施治而不以法为拘者，善应变也。王氏但知其立法之常。而未察其治不以法为拘之变。故于参、芪等剂，每每畏首畏尾，若不敢投，盖亦未之考也。

《杂著》所制诸方，虽未尝尽废参、芪，察其用处，必须脉之细微而迟者，方始用也。然而东垣、丹溪之用参、芪，亦不专在于此。东垣曰：血虚脉大，症象白虎。误服白虎汤者必死。乃用黄芪六钱，当归一钱，名曰当归补血汤，以治之。是血虚脉大，东垣亦尝用黄芪矣。丹溪曰：一人滞下，一夕昏仆，目上视，溲注，汗泄，脉大无伦，此阴虚阳暴绝也。盖得之病后酒色，急灸气海，服人参数斤而愈。是阴虚脉大，丹溪亦尝用人参矣，岂必脉之细微迟者而后用哉？

考之《本草》，仲景治亡血脉虚，以人参补之，取其阴生于阳，甘能生血，故血虚气弱，仲景以人参补之。是知人参不惟补气，亦能补血。况药之为用又无定体，以补血佐之则补血，以补气佐之则补气。是以黄芪虽专补气，以当归引之，亦从而补血矣。故东垣用黄芪六钱，只以当归一钱佐之，即名曰补血汤。可见黄芪功力虽大，份量虽多，为当归所引，不得不从之补血矣。矧^③人参功兼补血者耶。人参性味不过甘温，非辛热比也，稍以寒凉佐之，必不至助火如此之甚，虽曰积温成热，若中病即已，亦无是也。夫芎、归味辛甘温，世或用治劳热血虚之病，并无所疑。然辛主耗散，本非血虚所宜。彼人参虽甘温，而味不辛，比之芎、归，孰轻而孰重哉？

抑劳嗽吐血，阴虚之病，亦有始终不用人参，莫克全其生者，何也？或肉食不节，则古人所谓厚味$层$热也，或房劳不远，则古人所谓纵欲伤生也。二者不谨，而独致畏于人参，是谓不能三年之丧，而缌、小功之察④，何其谬耶。

噫！医之用药，固所当审，不可轻视人之死生。如咳嗽失血等症，若果脾胃强健，饮食无阻，则当从王氏所论，与之滋阴泻火，固无不可。设或上兼呕逆，中妨饮食，下生泄泻，汗自泄而洗洗⑤，恶寒，四肢倦而兀兀⑥多睡，则又当从阴虚阳虚，权其轻重而兼治之可也。苟不知此，而专主乎王氏，未免陷于一偏而有无穷之患矣。故予不得不极论之，莫辞乎潜逾之罪焉。

【注释】

①液：疑衍文。海藏，即王好古之号，著《汤液本草》。

②重：疑后脱一"按"字。

③矧（shěn）：出自《虞书·大禹谟》，意为况且。

④不能三年之丧，而缌（sī）、小功之察：出自《孟子·尽心上》，是说父母死了，不去服三年的丧期，却对服三个月、五个月丧期的礼节很讲究，意为不知轻重，本末倒置。古代丧服依亲疏分为斩衰、齐衰、大功、小功、缌麻五种，称为五服。其中斩衰是子为父所服，服期三年，是五服中最重的。小功较轻，服期五个月。缌麻为五服中最轻的，服期三个月。

⑤洗洗：洗，同冼，寒冷貌。

⑥兀兀：昏沉的样子。

（三）病用参芪论

夫气属阳，血属阴。阳卫于外，阴守于中。阳动阴静，动多则发泄而外虚，静多则神藏而内固。外虚者，邪易入，内固者，疾难攻。故曰邪气乘虚而入，又曰邪之所凑，其气必虚，是人之安危皆由阳气之虚实也。

经曰阳精所降其人夭，阴精所奉其人寿。盖阳主发泄，故皮肤疏豁而阳气不藏，所以多夭；阴主收敛，故腠理闭密而阴不妄泄，所以多寿，是人之寿夭亦由阳气之存亡也。

经曰无泄皮肤，使气亟夺①，又曰冬不按跷，无扰乎阳，是圣人未常不保养其阳矣。故仲景之伤寒，东垣之脾胃，皆以阳气为主，而参、芪为所必用之药也。

或曰：参、芪补阳，经言阳常有余，而补之，宁不犯实实之戒乎？予曰：慓悍之卫，其气不虚，无待于补。丹溪曰此气若虚，则一旦暴绝而死矣。兹所补者，乃荣中之卫，其气曷常不虚？经曰劳则气耗，悲则气消，又曰热伤气，精食气，又曰壮火食气，非藉于补，安能营运于外而为血所使哉？参、芪之补，补此营中之气也，补营之气即补营也，营者，阴血也，丹溪曰人身之虚，皆阴虚者也。

或曰：慓悍之卫不受邪也，仲景何谓寒伤营、风伤卫乎？余曰：此亦指营中之卫也。邪之所伤，药之所治，皆此营卫耳。

或曰：经言水之精气为营，营行脉中，不能行于脉外，无分昼夜，周流不休，定息数应漏刻，属于阴也。食之浊气为卫，卫行脉外，不能入于脉中，昼但行阳二十五度，夜则行阴二十五度，不与营同道，不与息数应，属于阳也。《内经》所论营卫如此，未闻营中有卫也。予曰：《内经》所论，以阴阳对待言，特举其大者耳。细而分之，营中亦自有卫也。《易》曰阳奇阴偶，故悍卫为阳而奇，营血属阴则两[②]也。

或曰：营中之卫亦分昼夜内外乎？余曰：无分昼夜而内外相通。营行脉中而亦行脉外，凡皮肤有伤，不待内及于经，即便血出，可见亦行于脉外矣。卫行脉外，亦行于脉中，盖血属阴而主静，苟非气贯其中，安能周流而灌溉？可见亦行于脉中矣。

或曰：营中有卫，有所本乎？予曰：本《灵枢》也。《灵枢》曰人受气于谷，谷入于胃，以传于肺，五藏六府皆以受气，气之清者为营，浊者为卫。营行脉中，卫行脉外，营周不休。又曰其浮气循于经者为卫气，其精气行于经者为营气。又曰营卫者，精气也。又曰营气卫气皆津液之所成。是《灵枢》所言，皆营卫同一气。营卫一气，则营中有卫可知矣，故曰营与卫异名而同类是也。《内经》分而言之，则荣卫不同道，《灵枢》合而言之，则营卫同一气也。

或曰：经言其[③]经气多血少，某经气少血多，亦此营卫耶？余曰：此指各经禀受气血多少而言，非此流行之营卫也。营卫流行，安得行至某经而血加多，行至某经而气减少耶？然营气卫气皆藉水谷而生，故人绝水谷者死。经曰脾胃者，水谷之海。但脾胃受伤不一，经曰饮食伤脾，又曰劳倦伤脾，又曰忧思伤脾。与夫房劳、大怒、大惊，莫不皆伤脾与胃也。是以诸病亦多生于脾胃，此东垣所以拳拳于脾胃也。脾胃有伤，非藉甘温之剂，乌能补哉？经曰脾胃喜温而恶寒，参、芪味甘性温，宜其为补脾胃之圣药也。脾胃无伤，则水谷可入，而营卫有所资，元气有所助，病亦不生，邪亦可除矣。故诸病兼有呕吐泄泻、痞满食少、怠倦嗜卧、口淡无味、自汗体重、精神不足、懒于言语、恶风恶寒等证，皆脾胃有伤之所生也，须以参、芪为主，其他诸证，可随证加入佐使，以兼治之。但佐使份量不可过多于主药耳。或者病宜参、芪，有用之而反害者，非参、芪之过，乃用者之过也。如病宜一两，只用一钱，而佐使份量又过于参、芪，则参、芪夺于群众之势，弗得以专其功矣。以此而归咎于参、芪，宁不惑哉？或者病危，有用参、芪无益者，经曰神不使也。夫药气赖神气而为助，病坏神离，虽参、芪亦无如之何矣。

又谓参、芪性温，只恐积温成热；又谓参、芪补气，尤恐气旺血衰。殊不知有是病用是药，有病则病气当之，何至于积温成热、气旺血伤乎？且参、芪性虽温，而用芩、连以监之，则温亦从而轻减矣。功虽补气，而用枳、朴以制之，则补性亦从而降杀矣。虑其滞闷也，佐之以辛散；虑其助气也，辅之以消导，则参、芪亦莫能纵恣而逞其恶矣。

或曰：吐血、衄血、血崩，明是血病，今见亦用参、芪，宁免血愈虚耶？东垣曰：脱血，益气，古圣人之法也。仲景曰：阳旺则生阴。《灵枢》曰：上焦开发，宣五谷味，熏肤、充身、泽毛，若雾露之溉，是谓气；中焦受气取汁，变化而赤，是谓血，是能生血可知矣。且造化之理，气惟阳能生阴，而阴不能生阳。故血虚也，仲景以人参补之；血崩也，东垣以参、芪固之。今之得医道正传者，其治血病，或用参、芪，盖本于此，夫岂率意而妄用哉！

予幸受业于石山汪先生，见其所治之病，多用参、芪，盖以其病已尝遍试诸医，历尝诸药，非发散之过，则降泄之多，非伤于刚燥，则损于柔润，胃气之存也几希矣。而先生最后至，不得不用参、芪以救其胃气，实出于不得已也，非性偏也。其培元固本之机，节宣监佐之妙，又非庸辈可以测识。是以往往得收奇效全功，而人获更生者，率多以此。或者乃谓其不问何病，而专以参、芪为剂，是不知先生也。

予尝得之于观感之余，而心独识之，故笔之于篇，诚恐或有所遗忘也。若以此而语之人，则必笑而且诽，谓予何愚之甚。

【注释】

①无泄皮肤，使气亟（qì）夺：出自《素问·四气调神大论》。亟夺，屡次夺去。意为不要使皮肤开泄而令阳气不断地损失。

②两：据文意，此处当为"偶"。

③其：据文意，此处当为"某"。